科普用书

STUDY ON PREVENTION AND TREATMENT OF ECHINOCOCCOSIS

包虫病防治研究

——以山丹县为例

主　编　杨精锐
副主编　刘菊芳　龙玉惠　王治斌
编　委　汪　杰　赵文明　张金平

蘭州大學出版社
LANZHOU UNIVERSITY PRESS

图书在版编目（CIP）数据

包虫病防治研究 : 以山丹县为例 / 杨精锐主编. --
兰州 : 兰州大学出版社, 2021.5
ISBN 978-7-311-05991-0

Ⅰ. ①包… Ⅱ. ①杨… Ⅲ. ①棘球蚴病－防治－研究
－山丹县 Ⅳ. ①R532.32

中国版本图书馆CIP数据核字(2021)第089960号

责任编辑　郝可伟
封面设计　汪如祥

书　　名　包虫病防治研究——以山丹县为例
作　　者　杨精锐　主编
出版发行　兰州大学出版社　（地址:兰州市天水南路222号　730000）
电　　话　0931-8912613(总编办公室)　0931-8617156(营销中心)
　　　　　0931-8914298(读者服务部)
网　　址　http://press.lzu.edu.cn
电子信箱　press@lzu.edu.cn
印　　刷　西安日报社印务中心
开　　本　710 mm×1020 mm　1/16
印　　张　10.75
字　　数　201千
版　　次　2021年5月第1版
印　　次　2021年5月第1次印刷
书　　号　ISBN 978-7-311-05991-0
定　　价　28.00元

前　言

包虫病又称棘球蚴病（echinococcosis），是人感染细粒棘球绦虫及多房棘球绦虫的幼虫（包虫囊）所致的疾病。本病流行于世界大多数畜牧区。在高发区，患病率可达5%，细粒棘球蚴的终末宿主是狗、狼、狐等，羊、鼠、马等为中间宿主。棘球蚴病临床表现高度多样性并反映了幼虫的位置和大小，绝大多数症状是因为幼虫虫体的机械压力或由于疱液流出引起异种抗体。囊包活检查到虫体可诊断。对已发病者，可外科手术摘除囊包。

山丹县地处河西走廊中部，东靠永昌，西邻甘州区、民乐县，北过龙首山与阿拉善右旗接壤，南以祁连山和青海省为界。总面积为5402.43平方千米（折合810.36万亩），直辖3镇5乡，6个居民委员会，辖区内2016年年末总人口数为20.2万人，人口密度为37人/平方千米。

在各级政府的大力支持和各类项目资金的扶持下，目前全县“政府领导、多部门合作、全社会参与、专业防治机构主导”的包虫病防治格局基本形成：一是组织机构得到健全。县、乡（镇）均成立了政府分管领导任组长的包虫病防治领导小组，全县将包虫病防治工作纳入本县经济和社会发展规划，制定和实施了包虫病防治规划和年度计划，县、乡（镇）、村均有防治机构，各级医疗机构和相关部门各负其责，密切配合，齐抓共管，社会各界积极参与，为包虫病的防治可持续发展奠定了基础。二是防治网络进一步完善。在中央及甘肃省卫计委的大力支持下，积极认真实施各类项目，全县包虫病防治能力得到提高。三是防治措施有效可行。积极认真贯彻卫生部《中国包虫病防治规划实施工作指南》，大力开展各类健康促进活动，免费检查、免费治疗包虫病的政策深入人心，各项制度逐步得到落实。四是全民防治包虫病的氛围初步形成。全县各医疗卫生机构、疾病预防控制中心利用各种宣传媒介，发放各类宣传印制品，并结合实际开展各具特色的健康促进活动，人民群众的包虫病防治意识和水平有所提高。

为全面回顾山丹县包虫病防治工作历程，以使全县医务工作者对包虫病防治有所以了解，借鉴经验，扬长避短，我们编写了本书，以期对今后的防治工作有所裨益。

编　者

2017年12月

目 录

第一章　山丹县防疫大事记与防控机构

第一节　山丹县防疫大事记

1906年，全县大疫流行，一人患之全家不免，一家患之全村不免。到处哀声泣号，尸埋不及。

1919年，伤寒在全县传染，死亡200多人。

1928年，中华民国卫生部发布《种痘条例》，县内无条件实施。

1937年夏，全县白喉流行，传染迅猛，当时缺医少药，死亡严重。

1943年，山丹县始设卫生院。

1945年7月22日，中国工业合作协会山丹培黎工艺学习教导主任乔治·何克患破伤风在山丹病逝。

1950年，山丹县首次免费接种牛痘疫苗预防天花。

1952年，接种白喉类毒疫苗，伤寒甲、乙菌疫苗，接种11240人次。

1954年2月11日8时30分，山丹县发生7.3级地震，造成50人死亡，329人受伤。省民政厅李培福厅长带领民政、卫生干部处理善后工作，未造成传染病流行。

1955年，口服痢疾噬菌体500多人次，预防细菌性痢疾。接种729人次百日咳菌苗，预防百日咳。

1956年，县政府设置卫生科，负责全县疫苗接种工作和传染病防治工作。

1957年7月，成立山丹县卫生防疫站，汪兴圣任站长。配备防疫人员6名。

1958年8月，全县麻疹流行。

1958年12月20日，撤销民乐县，并入山丹县，卫生防疫站负责原山丹、民乐两县的卫生防疫工作。

1959年，兰州生物制品研究所派研究员在山丹马场调查布鲁氏杆菌病流行情况。

1959年8月，马营、霍城、花寨等乡镇发生痢疾病流行。1960年，首次接种卡介苗，接种2502人次。

1961年11月，胡熙成任卫生防疫站站长。

1963年8月，山丹军马场发生脊髓灰质炎流行，发病29例。

1964年，首次接种小儿麻痹糖4688人，首次接种鼠疫菌苗750人，驱蛔虫6462人。

1965年10月，老军乡刘庄大队西甘泉小队244名社员因吃病死牛肉造成沙门氏菌食物中毒，治疗及时，未发生死亡。

1966年，王彦文任卫生防疫站站长。

1967年，防疫站购置了第一台国产电冰箱。

1967年5月，防疫站在清泉乡北滩二社搞老池砂沪试点，砂沪效果很好，逐步向全县推广。

1970年，全县普查布鲁氏杆菌病，共调查61103人，血清阳性1870人，感染率为3.1%，患者1108人，患病率为1.8%。

1972年，王发惠任卫生防疫站站长。

1973年，全县首次接种麻疹疫苗，共接种7360人。

1974年，在东环路新建卫生防疫站，砖木结构，建筑面积为600多平方米。

1974年3月，防疫站对山丹焦化厂工业废水渗透污染水源事故进行监测，设6个监测点，每季度采样化验一次。

1975年，梁正亭任卫生防疫站站长。

1976年3月20日，成立山丹县委防治地方病领导小组。

1977年，开始氟病调查，红寺湖公社氟斑牙患病率达42.4%。

1978年8月3日，刘俊任县卫生防疫站站长，省卫生厅配发跃进牌救护车一辆。

1979年，山丹县列为驱绦灭囊项目县，成立驱绦灭囊办公室，开展驱绦灭囊工作。

1983年，甲状腺肿普查，查出肿大患者3910人。

1984年4月5日，钱禹鼎任县卫生防疫站站长。

1985年，卫生部确立4月25日为全国“计划免疫宣传日”，县防疫站组织60多名医务人员在中心广场进行宣传和义诊。

1986年，世界银行贷款项目开始实施。

1987年，世界银行贷款项目防保大楼建成投入使用。

1990年，县防疫站荣获“甘肃省尘肺调查先进集体”称号。

1991年，县防疫站荣获“甘肃省计划免疫先进集体”称号。

1992年2月，赵家虎任县卫生防疫站站长。

1993年，山丹县启动世界银行贷款结核病控制项目，成立山丹县结核病防治所，隶属山丹县卫生防疫站管理。

1994年4月，山丹县防疫站荣获“全省驱绦灭囊成绩显著单位”称号。

1995年，山丹县获省地方病防治协调小组颁发的布病防治工作经考核验收达到“稳定控制区”标准的荣誉证书。

2000年5月，在山丹县绣花庙截获218只活体旱獭，曾检出鼠疫菌5株和7份阳性血清，这是首次在外运活体旱獭中检出鼠疫菌。

2001年，周元燮任县卫生防疫站站长。

2003年1月19日，截获一起客运车辆贩运旱獭事件，共截获死体旱獭245只、皮66张，经张掖市西水监测点检测，均未培养出鼠疫菌，血清学均为阴性，然而贩运人赵某的两份血清结果阳性。

2003年，县卫生防疫站获“张掖市防治非典型肺炎工作先进集体”称号。

2004年10月，正式组建成立山丹县疾病预防控制中心，其使命是通过对疾病、残疾和伤害的预防控制，创造健康环境，维护社会稳定，促进人民健康。梁福民任主任。

2007年3月，杨精锐任山丹县疾病预防控制中心副主任，主持全面工作。

2007年，分别与青海省祁连县、内蒙古阿右旗签订《鼠疫联防协议书》，进一步明确责任，联合防治，信息共享，扬优补短。

2008年4月，杨精锐任山丹县疾病预防控制中心主任。

2007—2009年，修建了内容丰富的鼠疫防治宣传墙8面、大型户外宣传牌11面，分别设置在疫区所在乡镇、场和通往疫区的必经之路，充分发挥宣传、警示作用。

2008年，组织山丹县疾病预防控制中心全体干部职工及乡村专干200多人，开展全县结核病防治知识宣传和疾病筛查工作，历时2个月对全县112789人进行了面对面的结核病防治知识宣传，通过宣传，群众的知晓率显著提高，同时筛查出疑似结核病人1155例，确诊353例，涂阳肺结核病人发现率达83.5%，全部实行DOTS管理，DOTS管理覆盖率以乡为单位达到100%。

2009年1月，山丹县疾病预防控制中心检验室通过甘肃省技术监督局计量认证复审，12类227个检验项目获得国家CMA标识。

2009年12月10日，山丹县第二中学出现14例群体性流感样病例，经张掖市疾控中心检验检测出H_1N_1流感病毒，在县委县政府的坚强有力的指挥下，有效阻止了流感的传播和流行。

2010年，成立山丹县预防医学门诊，负责全县二类疫苗的预防接种工作。

2011年，会同县公安局、安监局，完成了“4·22”11县兰新二线甘青段平羌口隧道塌方事故遇难者遗体的消毒清理工作，隧道内施工作业面累计消毒约

5000平方米。

2011年，山丹县疾病预防控制中心取得职业病健康体检资质。

第二节　山丹县疾病预防控制中心

山丹县疾病预防控制中心是根据国家疾病预防控制和卫生监督体制改革精神，在原山丹县卫生防疫站的基础上，于2004年10月成立的由政府主办的公益性事业单位。其使命是通过对疾病、残疾和伤害的预防控制，创造健康环境，维护社会稳定，促进人民健康。

山丹县疾病预防控制中心位于山丹县县城东环路51号，占地面积为6300平方米，建筑面积为1800平方米，固定资产总额近300万元，现有人员26名，其中大专及以上学历12名；专业技术人员16名，其中中级专业技术人员8名。山丹县疾病预防控制中心设置5个业务股室和3个职能股室，其中业务股室包括免疫规划和传染病防治股、地方病和慢性病股、结核病控制股、卫生监测股、检验室。

山丹县疾病预防控制中心的宗旨是以科技为依托、以人才为根本、以疾病预防控制为中心，在卫健局领导下，坚持落实科学发展观，坚持以人为本，坚持“预防为主”的方针，坚持走可持续发展之路，应用预防医学理论、技术，进行预防、控制和消灭疾病，改善卫生状况，增进人民健康，为促进地方经济发展和社会稳定保驾护航。山丹县疾病预防控制中心是县政府和卫健局的参谋机构，是全县疾病预防控制的人员培训中心和业务指导中心。山丹县疾病预防控制中心常年承担全县各种传染病、地方病、寄生虫病、慢性非传染性疾病、职业病的预防控制，劳动卫生与放射防护，学生常见病防治，消毒与安全注射检查指导，食品、公共场所、生活饮用水及其他健康相关产品的卫生监测评价，学生及从业人员的预防性健康体检，公共卫生信息建设及公众健康教育，同时参与并承担传染病暴发疫情、食物中毒、职业中毒及生活饮用水污染等突发公共卫生事件的调查处理和控制，是集疾病一级、二级、三级预防为一体的综合卫生机构。

山丹县疾病预防控制中心同时作为山丹县卫生检测检验中心，拥有一支技术过硬的卫生检验队伍和一套先进的检验设备，2009年1月通过甘肃省技术监督局计量认证，12类227个检验项目获得国家CMA标识，目前能够开展食品卫生、环境卫生、学校卫生、放射卫生、劳动卫生、化妆品卫生检测检验，生活饮用水检测检验，传染病防治及计划免疫检测检验，地方病及慢性病防治检测检验，消毒杀虫检测检验，微生物及免疫学检验，生化检验和临床检验等。

山丹县疾病预防控制中心行使政府疾病预防控制、保障人民健康的职能，同时积极拓展业务范围，向社会各界提供优质服务，主要服务项目包括各种疾病防治知识的咨询，预防性生物制品的接种咨询服务和多种疫苗的接种，医学昆虫及鼠类的消、杀、灭服务及技术指导，公共场所、家庭、学校及其他环境的消毒服务及技术指导，性病、艾滋病咨询与初筛检测，食品、生活饮用水、化妆品及其他健康相关产品的委托检验，各种常见病的预防、诊断、治疗等多项服务。山丹县疾病预防控制中心将通过不断扩大服务范围和提高服务质量，力争在预防医学服务市场的锤炼中，求得进一步的发展。

第二章　包虫病基础知识

第一节　包虫病病原生物学

一、生活史

（一）细粒棘球绦虫生活史

细粒棘球绦虫的终宿主是犬、狼和狐等食肉动物；中间宿主是羊、牛、骆驼、马和鹿等偶蹄类动物，偶可感染袋鼠、某些啮齿类动物、灵长类动物和人。

成虫寄生在终宿主小肠上段，以顶突上的小钩和吸盘固着在肠绒毛基部隐窝内，孕节或虫卵随宿主粪便排出。孕节有较强的活动能力，可沿草地或植物蠕动爬行，致使虫卵污染动物皮毛和周围环境（包括牧场、畜舍、蔬菜、土壤及水源等）。当中间宿主吞食了虫卵和孕节后，六钩蚴在其肠内孵出，然后钻入肠壁，经血循环至肝、肺等器官，经3～5个月发育成直径为1～3 cm的棘球蚴。随棘球囊大小和发育程度不同，囊内原头蚴数量可达数千至数万，甚至数百万。原头蚴在中间宿主体内播散可形成新的棘球蚴，在终宿主体内可发育为成虫。

棘球蚴被犬、狼等终宿主吞食后，其所含的每个原头蚴都可发育为一条成虫。故犬、狼肠内寄生的成虫也可达数千至上万条。从感染至发育成熟排出虫卵和孕节约需8周时间。大多数成虫寿命为5～6个月。

人可作为细粒棘球绦虫的中间宿主。当人误食到虫卵后，六钩蚴即经肠壁随血循环侵入组织，引起急性炎症反应单核细胞浸润，若幼虫未被杀死，则逐渐形成一个纤维性外囊，在内缓慢地发育成棘球蚴（图2-1）。故棘球蚴与宿主间有纤维被膜分隔。一般感染半年后囊的直径达0.5～1.0 cm，以后每年增长1～5 cm，最大可长到数十厘米。棘球蚴在人体内可存活40年甚至更久。但如遇继发其他感染或外伤时，可发生变性衰亡，囊液浑浊而终被吸收和钙化。

棘球蚴在人体内可发现于几乎所有部位，最多见的部位是肝，多在右叶；肺次之；此外是腹腔以及原发在肝再向各器官转移，其他部位分别是脑、脾、盆腔、肾、胸腔、骨、肌肉、胆囊、子宫以及皮肤、眼、卵巢、膀胱、乳房、甲状腺等。棘球蚴在肺和脾内生长较快，在骨组织内则生长极慢。巨大的棘球蚴囊多见于腹腔，它可以占满整个腹腔，推压膈肌，甚至使一侧肺叶萎缩。棘球蚴在人体内一般为单个寄生，但多个寄生也不少见，约占患者的20%以上。

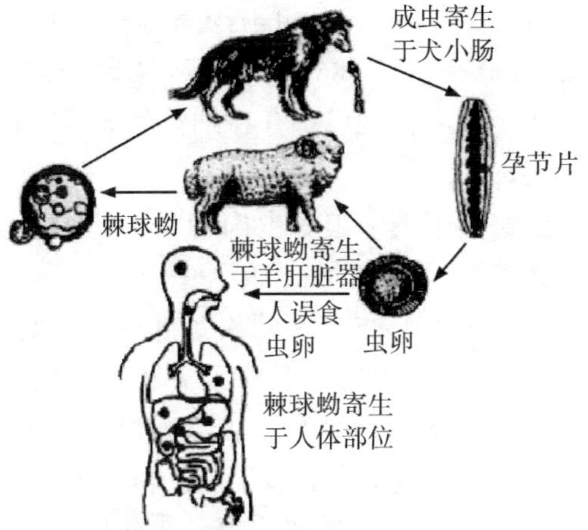

图2-1　细粒棘球绦虫生活史

（二）多房棘球绦虫生活史

终宿主主要是狐，其次是犬、狼、猫等食肉目动物。中间宿主以野生啮齿类动物为主，如田鼠、麝鼠、旅鼠、仓鼠等。我国报道的还有黄鼠、鼢鼠、小家鼠、鼠兔及牦牛、绵羊等。

狐类以鼠类为食，狐等吞食带有泡球蚴的鼠类或其他动物脏器后，约经45天原头蚴发育为成虫，并随粪便排出孕节、虫卵。鼠则因食入终末宿主粪便中的虫卵而感染。地甲虫因喜食狐粪，在消化道和体表携带虫卵，鼠类可因捕食地甲虫受到感染。人由于误食虫卵而感染，由于人是多房棘球绦虫的非适宜中间宿主，人体泡球蚴内较少含有原头蚴（图2-2）。

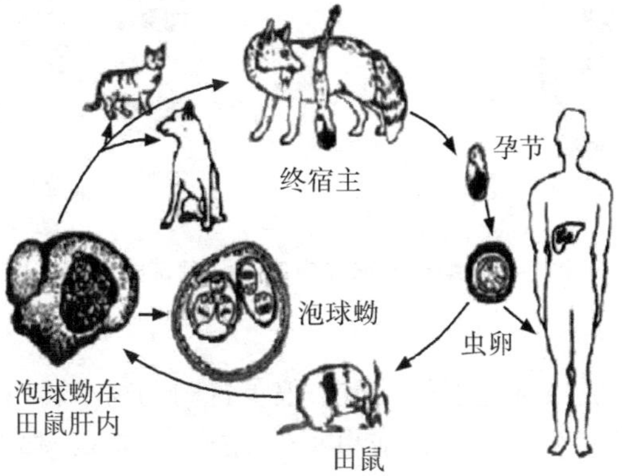

图2-2　多房棘球绦虫生活史

二、形态及鉴别

棘球绦虫有4种，即细粒棘球绦虫（Echinococcus granulosus Batsch，1786）；多房棘球绦虫（Echinococcus multilocularis Leuckart，1863）；少节棘球绦虫（Echinococcus oligarthrus Diesing，1863）；伏氏棘球绦虫（Echinococcus vogeli Rausch & Berhstein，1972）。我国现已知存在细粒棘球绦虫和多房棘球绦虫两种。

（一）细粒棘球绦虫

细粒棘球绦虫成虫寄生于犬、狼等食肉动物小肠内，是绦虫类最细小的一种，成虫呈乳白色，体长多为3～5 mm，因虫株不同而异，最大可达7 mm，平均为3.6 mm。虫体分节，多为4～5节。除头颈部外，有幼节、成节和孕节各一节，偶或多一节幼节。头节略呈梨形，具有顶突和4个吸盘。顶突上有两圈大小相间的小钩共28～48个，呈放射状排列。吸盘圆形，平均为0.014 mm。各节片均呈扁长形，幼节中仅可见生殖基。成节生殖孔位于节片中部一侧中间或偏后；睾丸45～65个，较为均匀地散布于生殖孔水平线前后方。孕节的生殖孔位于节片后部一侧，子宫具有不规则的分支或侧囊，含虫卵200～800个（图2-3）。

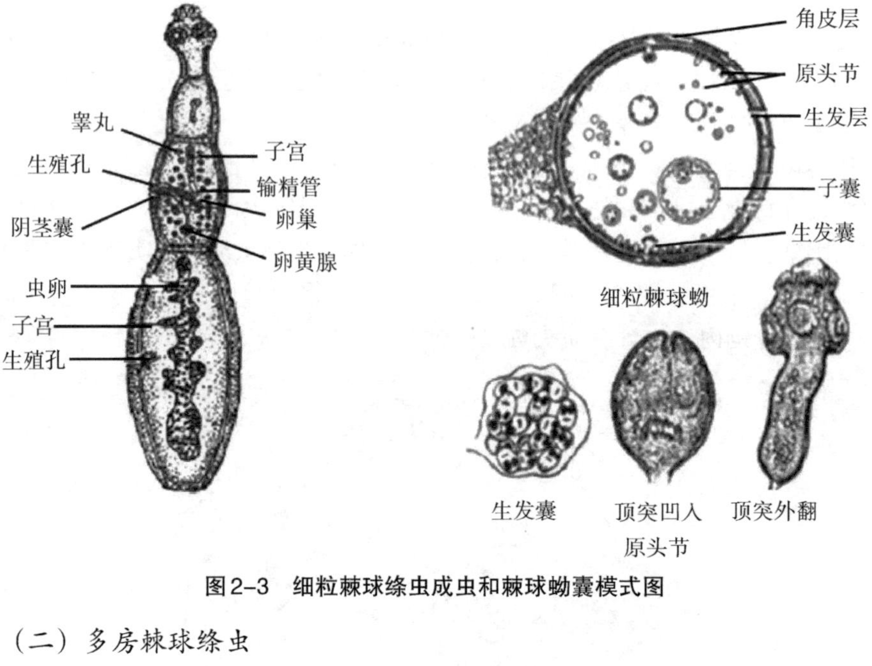

图2-3 细粒棘球绦虫成虫和棘球蚴囊模式图

（二）多房棘球绦虫

多房棘球绦虫成虫寄生于狐、狗和狼等食肉动物小肠内，其形态结构与细粒棘球绦虫的形态结构大同小异。成虫长约1.2～3.7 mm，体节多为2～5节。除头颈部外，有幼节、成节和孕节各一节，偶或多一节成节。生殖孔位于中线之前，孕节子宫多无侧囊。不同宿主虫体形态上有一定差异。

（三）虫卵

人体包虫病的感染，绝大部分是由于误食（饮）入细粒棘球绦虫和多房棘球绦虫虫卵所致。虫卵是人和动物原发性包虫病的病原。光镜下虫卵呈椭圆形或近圆形，具有厚的呈放射纹状的胚膜结构，内含结构清晰的六钩蚴；大小约为44 μm×58 μm，长宽之比约为1.22∶1（图2-4）。

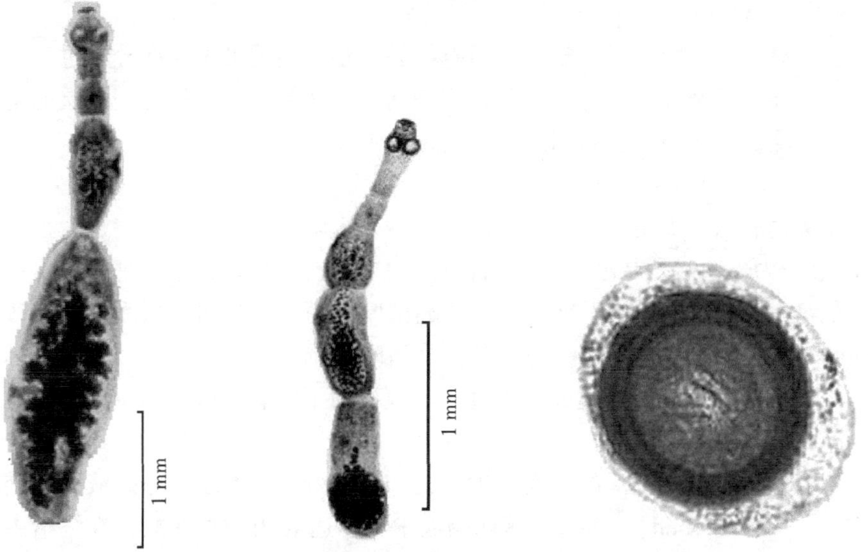

细粒棘球绦虫成虫　　多房棘球绦虫成虫　　虫卵

图2-4　棘球绦虫成虫及虫卵

（四）棘球蚴

棘球蚴为圆形或近圆形的囊状体。大小不一，因寄生时间的长短、宿主和寄生部位的差异，直径可由不足1 cm至数十厘米。由囊壁和囊液两部分组成。囊壁乳白色，厚约1～3 mm，较脆弱，易破裂。囊壁分两层：外层为角质层；内层为生发膜或胚层。囊液无色透明或微黄色，含有胚层长出的子囊、生发囊和原头蚴（图2-5）。

1.角质层（Laminated layer）

乳白色或黄色，有时可分层剥离，厚度为1～3 mm，因寄生部位和寄生时间长短而异。光镜下可见较均匀的板层状结构，此属正常形态结构。有时也可见异常改变，有层状纹理消失，形态模糊，空泡变性或颗粒变性等分布于板层纹理之间。

2.生发膜或胚层（Germinal layer）

其外侧面与角质层内侧面紧密相贴，不易分离。其厚度约为5 μm，镜下可见由一层或多层生发细胞构成，即该层内生发细胞核分布不均，密度不一，并在整层分布有染成深红色的屈光颗粒。有些部位也可观察到生发膜变性，出现核与周围组织界限不清或核消失，有时甚至见到生发膜部分脱落。

3.子囊（Daughter cyst）

子囊为由生发膜长出的结构与棘球蚴囊相同的小囊，体积较大，一般直径为1～6 mm，肉眼可见。其内又可长出与之结构相同的孙囊及生发囊和原头蚴。

4.生发囊（Brood capsule）

生发囊由生发膜长出，较小，肉眼不易观察。镜下可见大部分通过一蒂部与生发膜相连。其蒂部为一与生发膜结构相同的带状结构。囊壁为一单层的生发细胞围成一圈，结构与生发膜相同。其内含有十几个原头蚴。

5.原头蚴（Protoscolex）

原头蚴有两种类型，即内陷型和外翻型。内陷型原头蚴由顶突、吸盘、后部实质组织构成，实质中含大量钙质颗粒。顶突上有两圈小钩，并凹入原头蚴体内。吸盘4个，亦凹入原头蚴体内。外翻型原头蚴构造与内陷型原头蚴一致，所不同的是顶突和吸盘均暴露，各部分更为清晰可见。

有些棘球蚴不产生子囊或原头蚴，其囊称为不育囊（Infertile cyst）或无头囊（Acephalocyst）。

从棘球蚴囊壁上脱落的子囊、生发囊和原头蚴均悬浮于棘球蚴液中，统称为棘球沙（Hydatid sand）。每毫升棘球蚴液中可多达40万枚原头蚴，在终宿主体内每一枚原头蚴可发育成一条成虫；在中间宿主体内可形成新的棘球蚴。子囊、生发囊和原头蚴是人和动物继发性包虫病的病原。

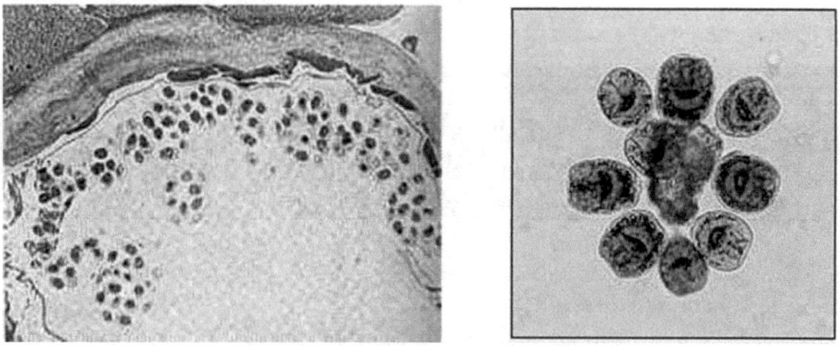

图2–5　细粒棘球蚴囊切片及原头节

（五）泡球蚴

泡球蚴为淡黄色或白色的囊泡状团块，常由无数大小囊泡相互连接、聚集而成。囊泡圆形或椭圆形，直径为0.1～0.7 cm，囊泡内有的含透明囊液和许多原头蚴，有的含胶状物而无原头蚴。囊泡外壁角皮层很薄且常不完整，整个泡球蚴与宿主组织间无纤维组织被膜分隔。泡球蚴多以外生性出芽生殖不断产生新囊泡，长入组织，少数也可向内芽生殖形成隔膜而分离出新囊泡。一般1～2年，被寄生的器官几乎全部被大小囊泡占据。

人体泡球蚴寄生的器官表面呈灰黄色多结节样隆起。小的结节直径可仅1 mm，大的可达20 mm。结节可彼此融合；没有融合的结节，其界限有时也不易分清。有的呈单个大巨块型，有时结节型与巨块型混合感染于同一器官，但结节型肝泡球蚴较其他型多见。有时形成中央坏死囊腔。肝切面呈灰红色，肉眼可见成堆的小囊肿，直径有1～3 mm，有时也可见较大（5～7 mm）不规则的囊肿（图2-6）。囊壁较厚，其囊腔显得较小。囊液有时呈胶冻状或类似豆渣样碎屑。镜下可见无数小囊泡聚集成群，且形态不一、大小不等，囊壁内层的生发膜多已脱落不见，可见到无细胞结构的角质层卷曲于囊腔内，分层排列的结构是其特征。囊腔内通常无原头蚴或育囊。周围脏器组织常可见单个或多个泡球蚴肉芽肿，泡球蚴囊壁周围可见纤维结缔组织增生，并见嗜酸性粒细胞、淋巴细胞、浆细胞、单核吞噬细胞和异物巨细胞的浸润。邻近的脏器组织可发生萎缩、变性，甚至坏死。有时在病变区周围可见有一条红色充血带将病变组织与正常组织分隔开来。

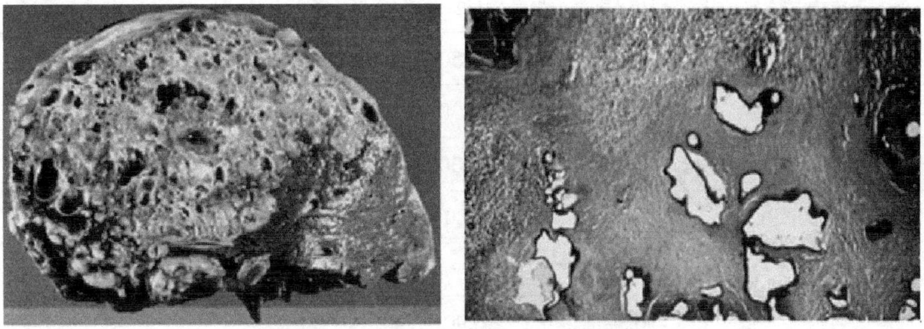

图2-6　人肝脏巨大泡球蚴及病理切片

三、包虫病致病机理及危害

（一）致病机理

棘球蚴病的基本病理改变是炎症。六钩蚴进入宿主组织后，早期出现的组织改变是围绕六钩蚴周围有大量巨噬细胞和嗜酸性粒细胞浸润。在这个过程中，大量六钩蚴被杀灭，只有少数幸免而逃避了炎细胞的作用得以继续发育，约在3个月后即可发育成为一个直径为0.5～1 cm的棘球蚴，以后直径每年增长1～5 cm。在棘球蚴形成及发育过程中，囊肿周围可出现纤维组织包绕，淋巴细胞、浆细胞、巨噬细胞和嗜酸性粒细胞浸润。还可表现为肉芽肿样病变。人体局部组织反应主要表现为上皮样细胞、多核巨细胞及嗜酸性粒细胞所形成的肉芽肿，表明是以细胞免疫为主的迟发型变态反应。其中不但显示巨噬细胞的强大杀伤作用，也可看到嗜酸性粒细胞破坏、溶解角质层的现象。总之，早期是渗出性炎症，中、晚期则往往表现为肉芽肿性炎症或增生性炎症。棘球蚴在人体生活可长达40年或更久。如遇继发性感染、外伤等因素，可造成变性衰亡，囊液混浊吸收，渐被钙化。

（二）危害

由于棘球蚴寄生部位（表2-1）、体积、囊数、机体反应性及有无合并症等导致临床症状不同。因棘球蚴生长缓慢，往往在感染后5～20年才出现症状，原发的棘球蚴多为单个；继发感染多为多发，可同时累及多个器官。由于棘球蚴的不断生长，压迫周围器官和组织，引起组织细胞萎缩或坏死，器官功能受到影响。若寄生于不受器官组织限制的部位，可长成巨大囊肿。一旦棘球蚴破裂，囊液溢出，可引起变态反应，严重时诱发过敏性休克，甚至死亡。

表2-1　人体棘球蚴的脏器分布

	中国综合1	中国综合2	法国综合	澳大利亚综合
总病例数	1321	3326	2727	1802
肝脏	76.49	65.50	74.90	63.30
肺脏	11.58	22.30	8.50	24.50
腹腔及肠膜	3.32	10.30	—	—
胸膜、胸腔	0.53	3.20	—	—
脾脏	1.99	2.40	2.30	1.30
肾脏	0.37	0.90	2.10	2.20
脑	0.26	0.90	1.40	0.90
心脏	0.19	0.20	—	—
骨	0.53	0,90	0.90	2.60
眼眶	0.64	0.50	—	—
肌肉、皮下	1.25	0.60	5.70	4.60
女性骨盆	2.12	0.50	—	—
生殖、甲状腺	0.19	0.20	—	—
其他	0.45	0.80	4.20	0.30

（三）临床表现及常见症状

1.以压迫和刺激症状为主的机械性损害

受累部位有轻微疼痛和坠胀痛。如寄生于肝脏可有肝区疼痛，在肺可有胸痛、呼吸急促等呼吸道刺激症状。肝右叶棘球蚴向后方增大，患者常感腰部酸痛。棘球蚴压迫上消化道时，患者有饱胀、嗳气及胃纳不佳等。肝门附近棘球蚴压迫可引起阻塞性黄疸。颅脑棘球蚴病则可出现一系列颅内压增高等表现，如头痛、呕吐甚至癫痫等。骨棘球蚴病常发生于骨盆椎体的中心和长骨的干骺端等血管丰富区，由于骨组织坚硬，骨小梁间隙狭小，不能长成囊状。骨棘球蚴的角皮层发育不全或缺少此层，生发层则被迫增殖如胚芽状，沿阻力小的髓腔扩展、蔓延，形成外生性多房小囊泡，破坏骨质，使之稀疏，易造成骨折或骨碎裂。位置浅表的棘球蚴可在体表形成包块，触之坚韧，压之有一定弹性，叩诊时包块表面有棘球蚴震颤。棘球蚴一旦破裂，往往伴有细菌感染，如肝棘球蚴囊破裂，可进入胆道，引起急性炎症，出现胆绞痛、寒战、高热、黄疸等；破入腹腔可致急性弥漫性腹膜炎。肺棘球蚴如破裂至支气管，可咳出小的生发囊、子囊和角皮层碎片。亦可破裂至胃肠道、肾盂、循环系统、皮肤等出现相应的症状，但较为少见或罕见。

2.毒性及过敏反应

在棘球蚴囊生长、发育过程中，不断地释放和渗出棘球蚴抗原及毒性物质，因此机体容易发生过敏反应，可产生一系列中毒症状。棘球蚴破裂是产生过敏性休克的主要原因。手术不慎、穿刺或偶尔运动而引起棘球蚴破裂、囊液漏进腹腔，可产生过敏性休克，甚至死亡。过敏反应症状很多，但以血管机能紊乱及障碍最多见。表现为瘙痒、荨麻疹、红斑及血管神经性水肿；恶心、呕吐、腹痛及胃肠道出血；胸部胀闷感、痉挛性气喘、咳嗽、呼吸困难、发绀、肺气肿及声门水肿、面色苍白、心动过速、皮肤冷湿、四肢发凉、晕厥、虚脱、休克、激动、抽搐、瞳孔散大、谵妄及昏迷等。无并发症的患者，大部分全身情况良好。当棘球蚴长得很大时，常伴有体重减轻、消瘦和贫血等。少数患者还可出现棘球蚴病性恶病质现象。伴有并发症或多发性棘球蚴病的患者，健康状况通常不良。儿童及青年患者常有发育迟缓、智力障碍等。

3.继发性的棘球蚴病

棘球蚴囊中内含有几万至几百万个原头蚴，自然地或手术不慎引起的棘球蚴破裂或囊液外漏使棘球蚴液流进腹腔、胸腔及周围组织，大量的原头蚴像撒种子一样种植于组织器官，一部分被宿主免疫系统消灭，一部分可发育为次生代的棘球蚴囊，称为继发性的棘球蚴病。继发性棘球蚴病往往呈多发性，危害较单发性更为严重。

（四）泡球蚴病

泡球蚴病比棘球蚴病更严重，病死率高，俗称“虫癌”。泡球蚴病几乎均原发于肝。泡球蚴由角质层、育囊和原头节组成，但在人体内形成原头节不到10%。泡球蚴最主要的生长特点是其生发层可形成根状的细胞突起，囊泡由此向周围组织浸润生长，形成慢性肉芽肿样炎症，可侵犯并沿着血管和淋巴组织向周围器官扩散。从浸润性细胞突起上脱落的生发细胞通过血液循环或淋巴循环远距离扩散转移，最常见的远距离扩散器官是肺和脑。骨骼和其他器官也可被累及。病灶中可形成钙化，常见散在和密集的点状钙化灶。但这种钙化并不影响寄生虫的生长扩散，呈现边生长边钙化的特点。晚期由于泡棘球蚴的过度生长，病灶中心由于营养供应不足而出现液化坏死，形成所谓的溶岩状假囊。由于泡球蚴的浸润性生长，对四周肝组织的压迫可使其萎缩、变性甚至坏死，同时产生的毒素可损害肝组织，因此，所有的患者都有肝功能损害，严重者可引起肝衰竭，导致肝昏迷或诱发肝硬化引起门脉高压，并发消化道大出血而死亡。肝内外血管受压和侵蚀，可引起黄疸。泡球蚴除可直接浸润扩散外，若侵入肝静脉随血液转移到全身各部位，如肺和脑等器官引起相应症状，如咳嗽、咯血、癫痫或偏瘫等，常被误诊为转移性肺癌或脑癌。

第二节　肝包虫病的超声诊断和鉴别诊断

包虫病在肝脏的发病率最高，肝包虫超声表现具有代表性和典型性。由于肝脏的位置固定，体表面积广，不受胃肠气体的干扰，并且肝实质由肝小叶和一系列管道构成，密度相对均匀。肝脏可作为人体不同组织和体液回声强度等级的一个中等回声参照物、超声探查肝脏内占位性病变的良好透声窗。肝包虫的超声探查可显示包虫大小、形态、囊壁的厚度、单发或多发以及子囊形态，具有独特的声像特征。超声探查对其有独到的诊断优势，准确率可达98%。

一、肝囊性包虫病的声像图表现与分型

（一）囊型病灶

囊壁不清晰，含回声均匀内容物，一般呈圆形或椭圆形（图2–7）。

（二）单囊型

单囊型系无并发症的早期原发包虫囊肿。声像图中显示为肝内圆形无回声液暗区，囊壁光滑而完整，仔细观察呈双层结构，后方回声增强。囊肿的大小与囊壁的厚度与“虫龄”有关。随着包虫的发育、成熟，囊沙（头节）增多，显示为沉积于囊底部的密集强光点，随着体位的改变而漂浮于囊液中，呈典型的“落

雪”征（图2–8）。（术中见囊液清晰，内囊洁白而新鲜。）

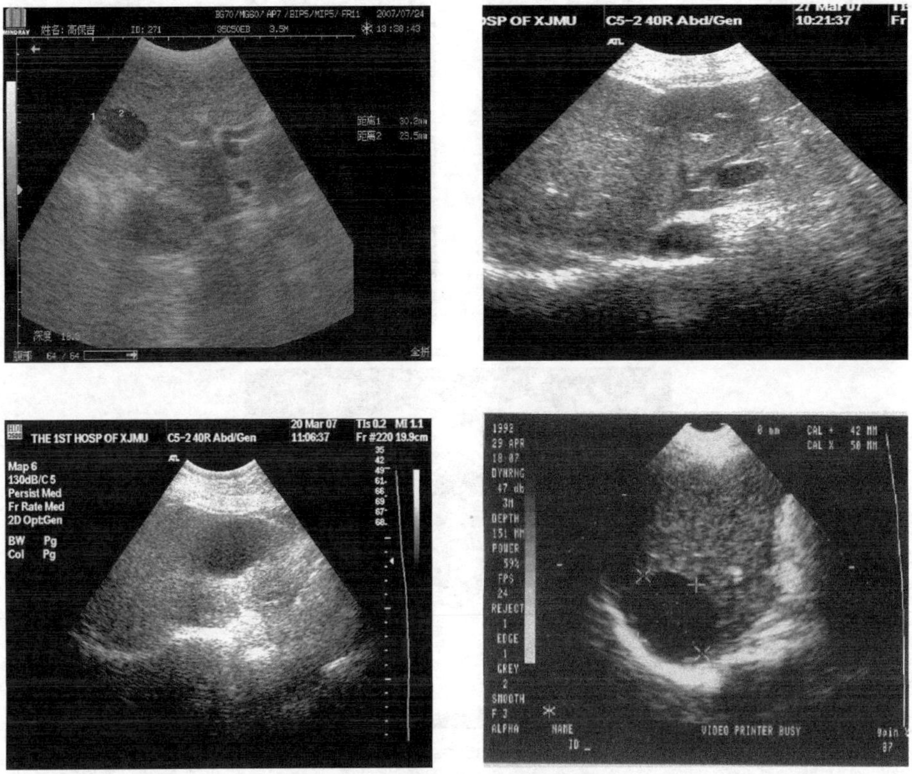

图2–7　囊型病灶超声声像图

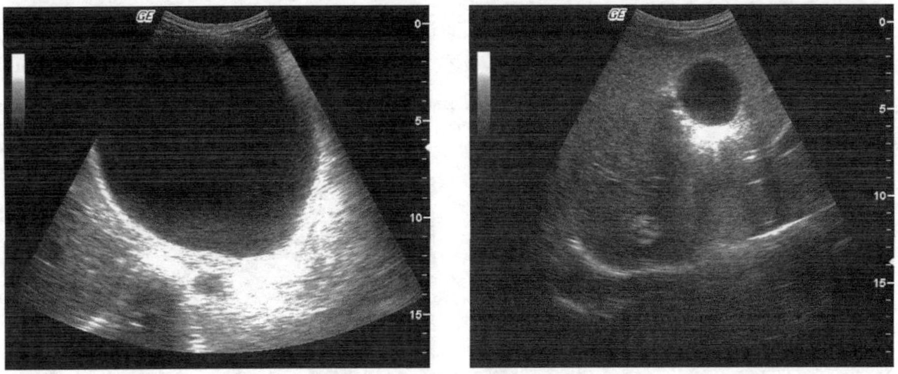

图2–8　单囊型超声声像图

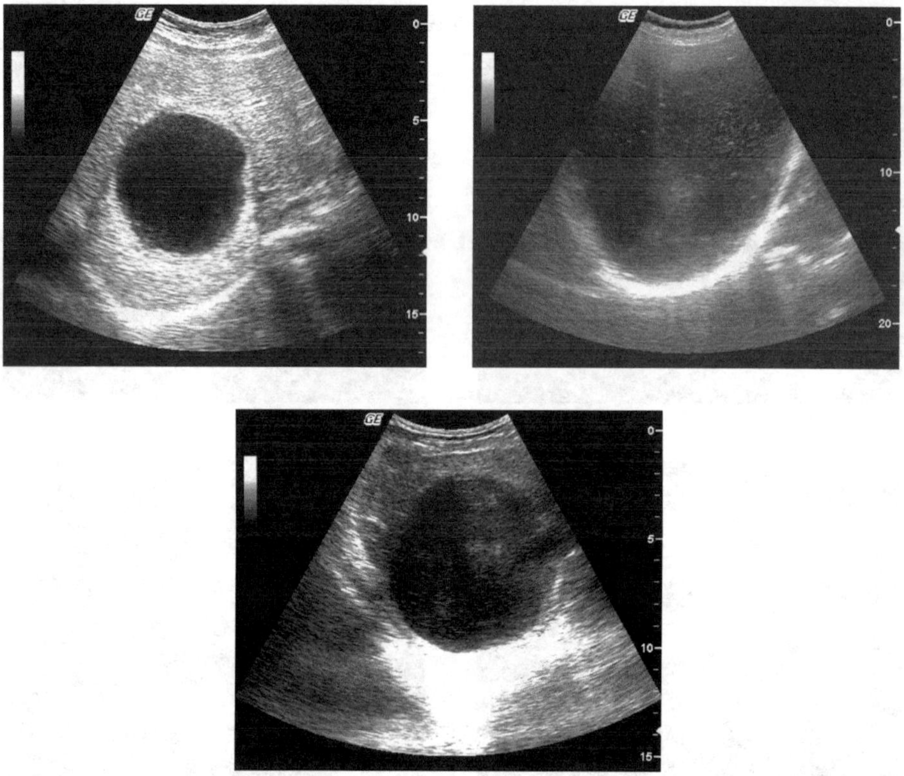

续图2-8

（三）多子囊型

超声显示为边界清楚的圆形或椭圆形液性暗区，壁厚，囊内可见大小不等的环状回声光带，分隔成“蜂房状”或“车轮状”（图2-9）。声像图显示为典型的“囊中囊”（术中见囊内充满大小不等的子囊、母囊，多为黄色胶冻样碎片或胶泥样混杂于子囊之间）。

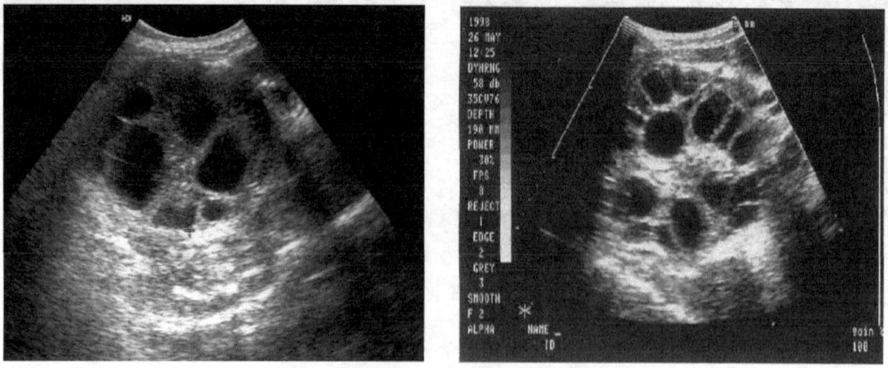

图2-9　多子囊型超声声像图

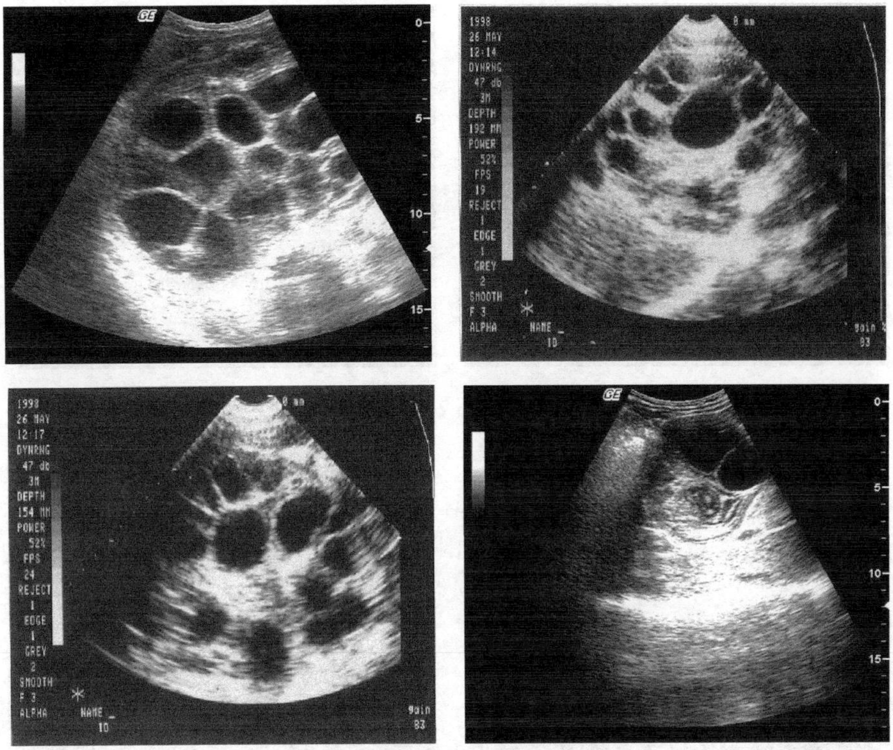

续图2-9

（四）内囊分离型

内囊分离型系包虫代谢障碍、创伤或感染引起的内囊破裂漂浮于囊液中。声像图显示为卷曲或折叠的光带回声，呈“水中百合花”征（术中见囊液多呈淡黄色清晰或混浊液，内囊为暗灰白色或黄胶样，并可见大的破口）（图2-10）。

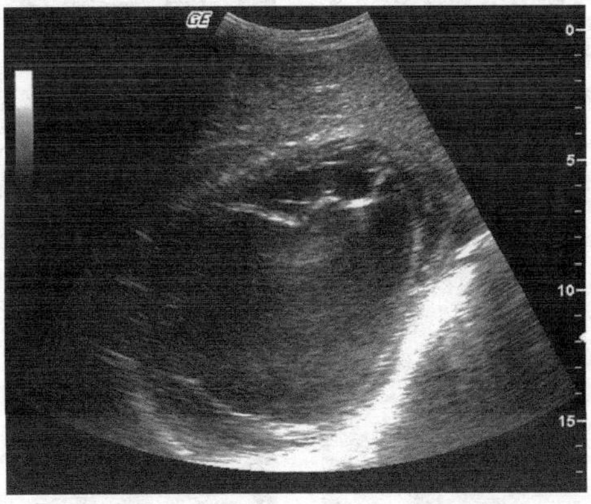

图2-10　内囊分离型超声声像图

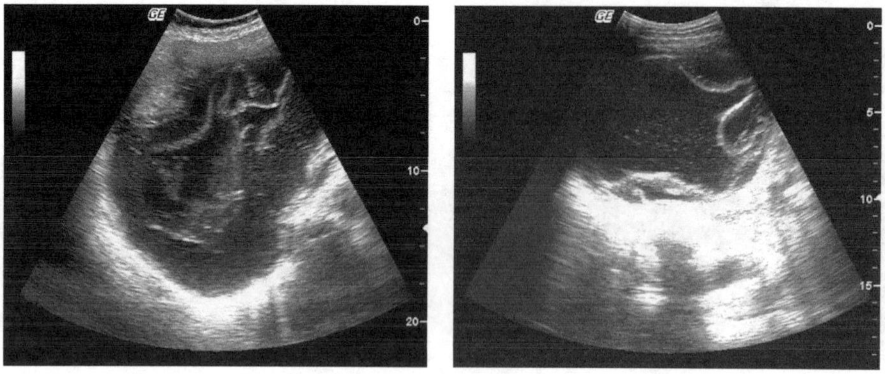

续图2-10

（五）实变型

包虫囊内液体逐渐吸收，大量变性坏死的胶泥样囊皮充满其间，超声显示为球形实质性病灶，有清楚的包膜，与周围肝组织分界明确，内部呈强弱不均的杂乱回声（术中见囊内充满大量实性坏死的母囊和子囊碎片，呈糊状或胶泥样）（图2-11）。

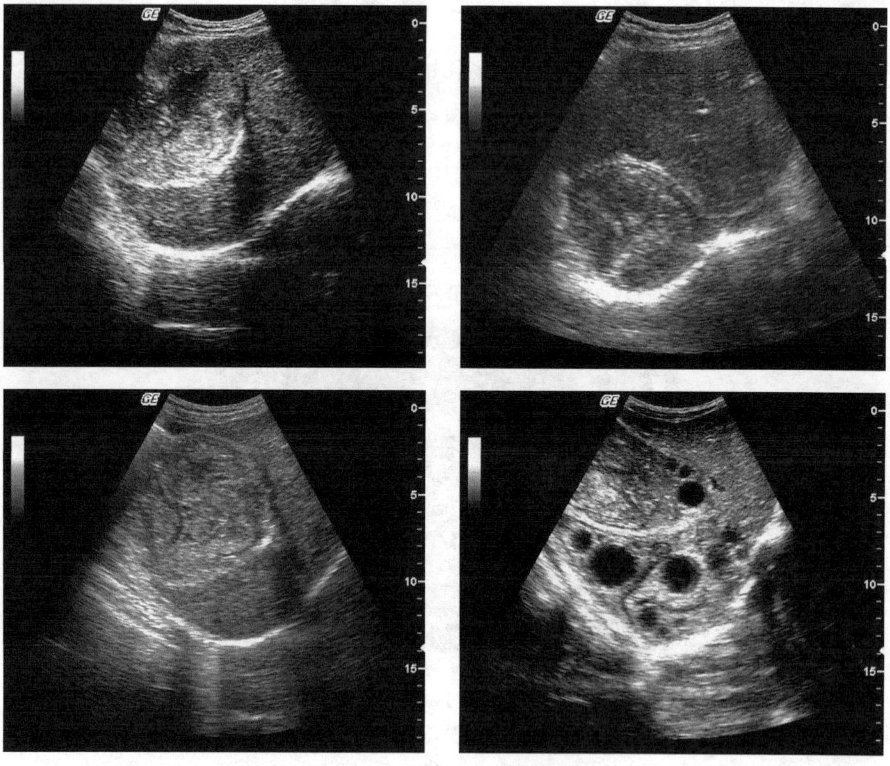

图2-11　实变型超声声像图

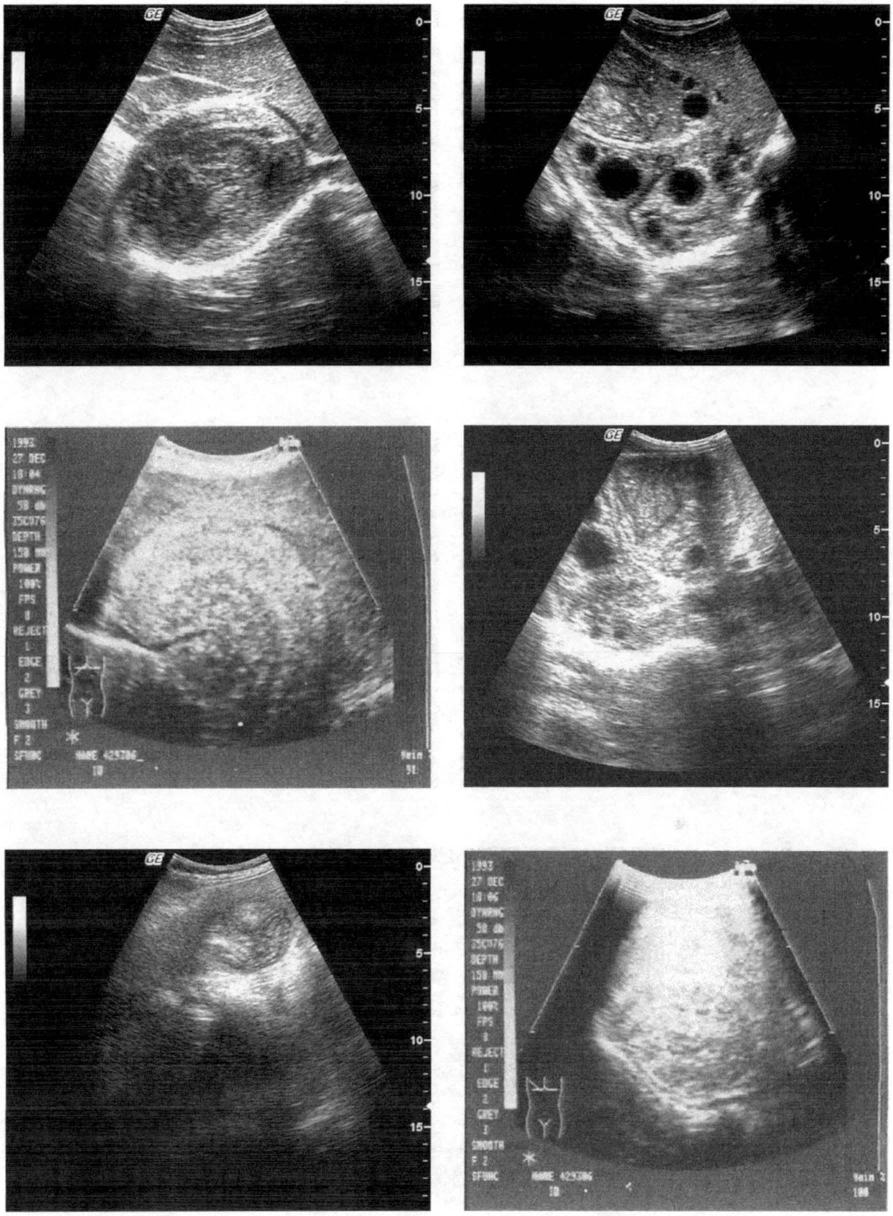

续图2-11

（六）钙化型

包虫囊内充满干酪样物质，囊壁明显钙化，超声显示为强回声灶，伴有宽大的声影（术中见囊壁坚硬乳软骨甚至完全骨化，囊内充满干酪样物质）（图2-12）。

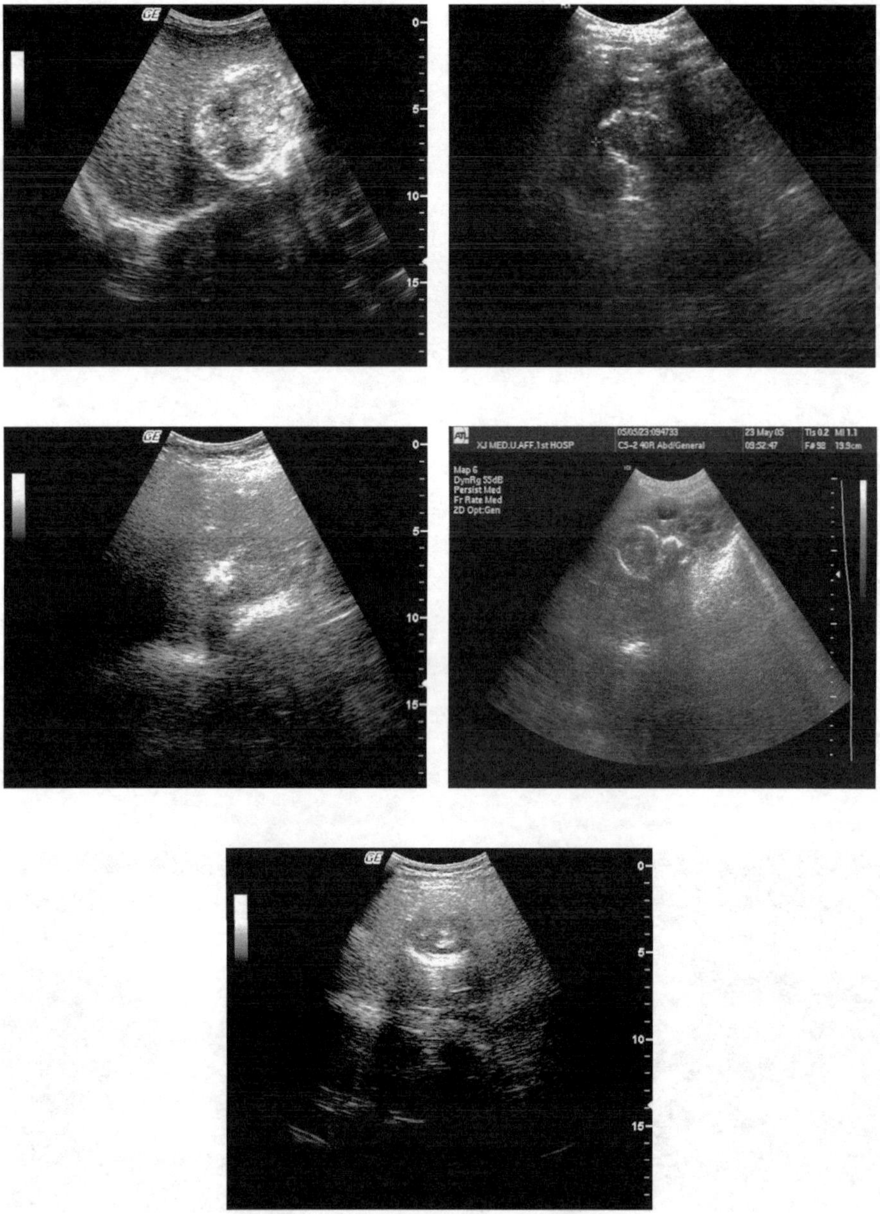

图2-12 钙化型超声声像图

二、超声鉴别诊断

肝包虫囊肿要与肝内其他占位病变相鉴别，其中前四型应与肝囊肿、多囊肝、肝脓肿相鉴别，后二型应与肝血管瘤、肝细胞肝癌、肝泡状包虫病鉴别。

（一）肝囊肿超声声像图表现（图2-13）

1.形态

圆形或椭圆形，囊壁光滑，轮廓光滑整齐。

2.内部回声

一般呈无回声区，表浅的囊肿因混响效应，其前部呈一片低回声。较小的囊肿因部分容积效应而出现低弱回声。

3.囊肿二侧壁可见“回声失落”现象，并因回声反射方向和折射方向而出现侧壁声影。

4.囊肿后方回声因囊液透声良好而产生后方回声增强效应。

5.较大的囊肿邻近处肝内管腔常受挤压、扭曲、移位等。

6.囊肿合并感染时，囊腔内常可呈微弱回声（肝囊肿的囊壁是肝脓肿与肝囊肿的鉴别点）。

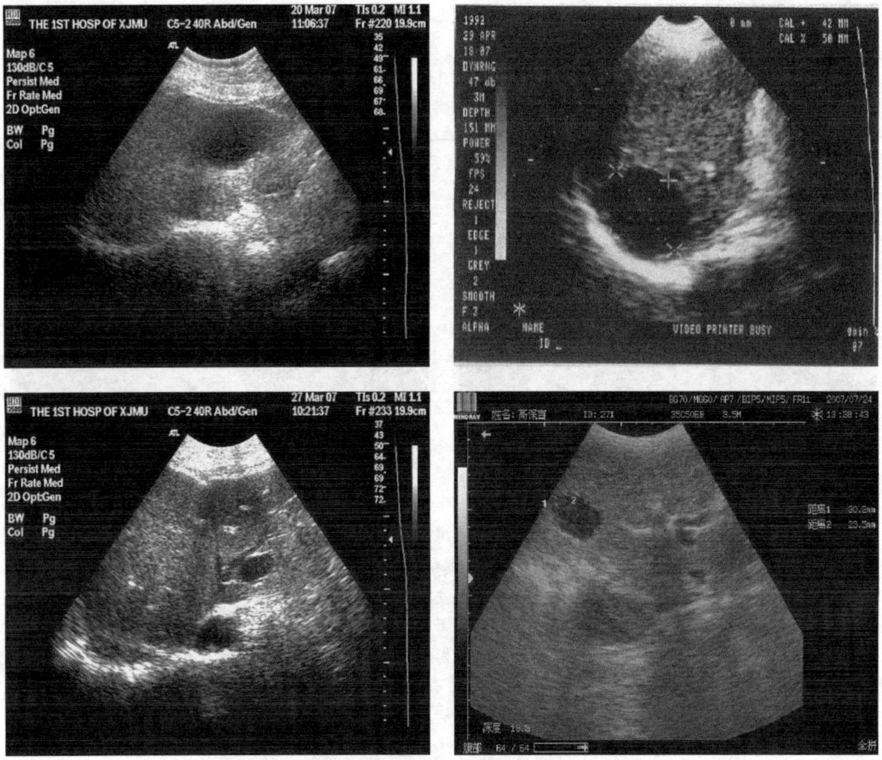

图2-13　肝囊肿超声声像图

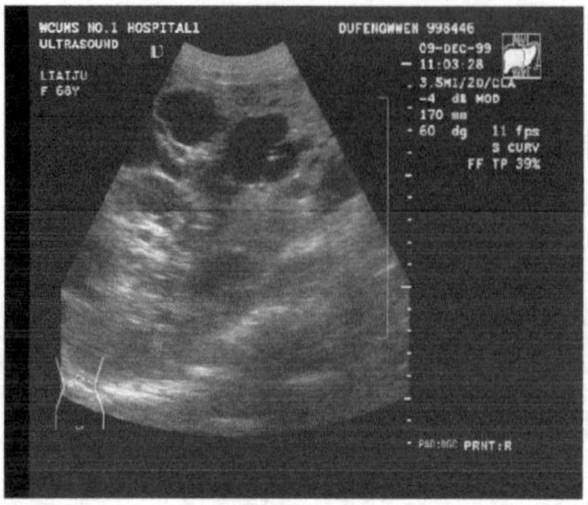

续图2–13

（二）多囊肝超声声像图表现（图2–14）

1.肝脏不规则明显增大，形态失常，轮廓不光滑，高低不平。

2.肝内布满无数紧密相连、大小不一的无回声区，内径从数毫米至数厘米不等，囊肿间隔一般较薄，呈线状回声。各个囊肿后缘增强不明显。

3.右肾位置常可被推挤而移位。

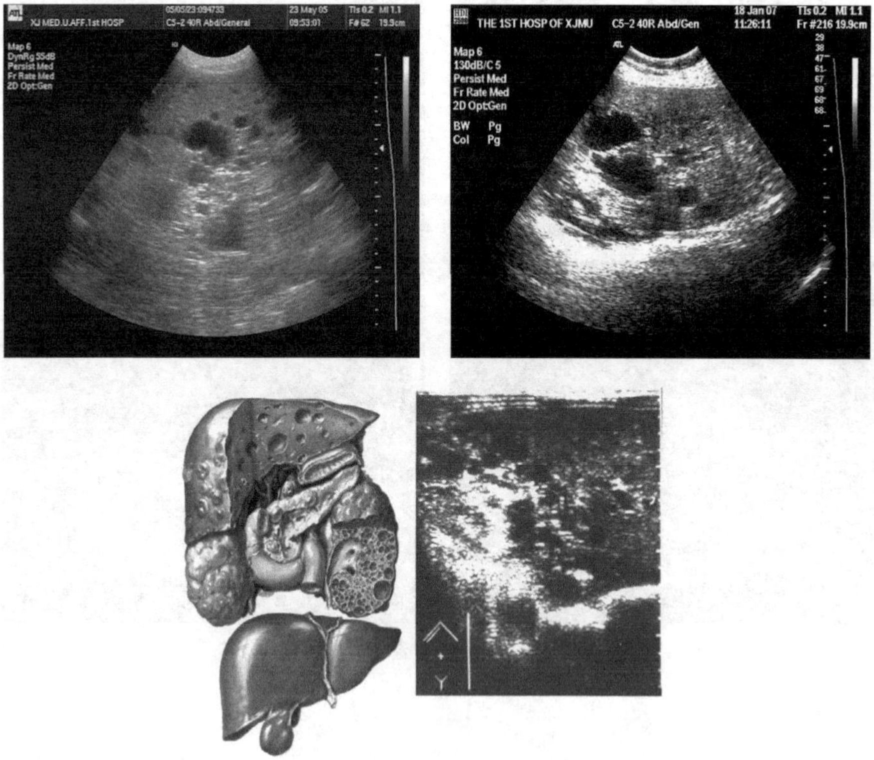

图2–14 多囊肝超声声像图

（三）肝脓肿超声声像图表现（图2-15）

1.肝内出现一个或多个占位病变，具有厚壁，囊壁厚薄不均匀，外壁圆整，内壁呈虫蚀状。

2.肝脓肿后壁具有回声增强效益。

3.肝脓肿侧壁无回声失落现象。

4.内部回声

（1）低回声，分布均匀，改变体位或压放后其中低回声旋转。

（2）粗回声，分层分布。最下方呈斑片状，在上方为细粒状，最上方为清液。

（3）清液状，其底部呈长条带或大片光斑。

（4）澄清液体。

（5）周围炎症反应：外壁周围具有环状由亮渐暗的分布。

（6）慢性脓肿囊壁钙化。

（7）伴产气杆菌感染时，气体后方伴有彗尾。

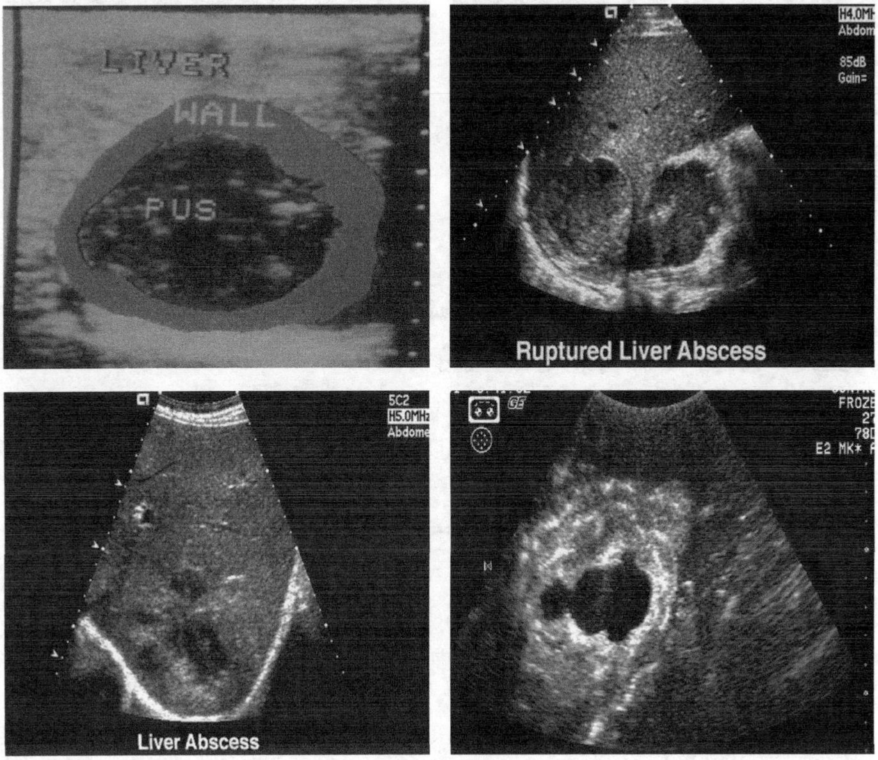

图2-15　肝脓肿超声声像图

（四）肝脏血管瘤超声声像图（图2-16）

1.肝脏外形一般无明显改变，当病灶位于肝表面时，轮廓可稍有突起。

2.大部分病变区境界清晰，回声较高而且分布尚均匀。少数病变区回声同肝组织回声，仅与周围肝组织之间有回声较高而且有明显的线状境界。

3.病变区内部回声分布呈筛孔状，并观察到有些肝组织内的小血管直接通入病变内部，病变边缘可见凹陷性缺损。

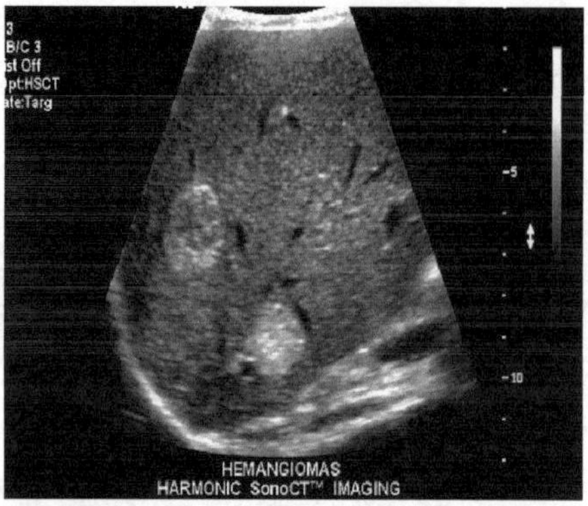

4.病变多为单发，多位于靠近肝脏边缘或肝表面处，邻近肝内较大血管或与肝内血管有密切关系。

5.病变远侧回声多无明显变化。

6.随访观察，病变多无明显增大。

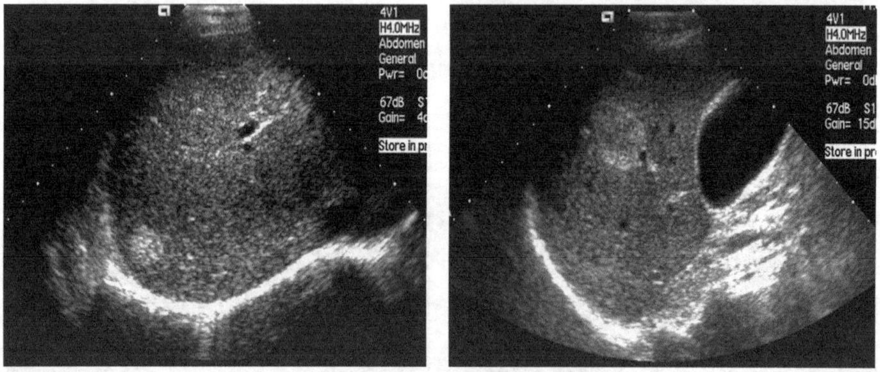

图2-16　肝脏血管瘤超声声像图

（五）肝癌超声声像图表现（图2-17）

1.肝切面形态失常，除早期外，肝脏轮廓及外形均有异常。浅表部肿块，肝表面隆起，出现“驼峰征”，边缘肿块可使下缘角、侧缘角增大。肝顶部近膈面肿瘤可造成局部横膈凸起。

2.较大的肝癌，常致肝脏肿大，左叶肝癌较易显示，表现为左叶的肿大的边缘角度的变化。

3.肝癌的回声表现多种多样，大致可分为下列类型：

（1）回声减低型：癌肿区回声较周围肝组织明显减低，边界清楚，见于单个结节性癌肿。

（2）回声增强型：切面内见有一个或多个大小不等的块状强回声区，周围绕以低回声暗带。巨块型肝癌可见巨大强回声区，边缘轮廓不规则，周围可出现卫星状小点状回声。有时块状回声周围也有低回声带。

（3）等回声型：块状回声与正常肝组织相近，小块状回声边界清晰，周围绕以暗带，见于小肝癌。

（4）混合型：回声增强或减弱混合存在，与周围边界清楚，见于巨块型或融合成块型癌肿。

（5）弥漫型：全肝弥漫分布不规则点状和斑块状回声，密度分布不均，边界不清，切面图像紊乱。

（6）液化型：癌肿强回声内有边缘不规则无回声区，无回声区后方的远端回声无增强，有的病灶可呈现“靶环征”，多见于肝癌液化，部分转移性肝癌可出现典型“牛眼”样声像图。

4.肝脏内血管网络的改变：因肝癌的城压迫，推移附近的组织结构，其肝静脉系统最易发生改变，门静脉及胆系统亦可出现相应的改变。

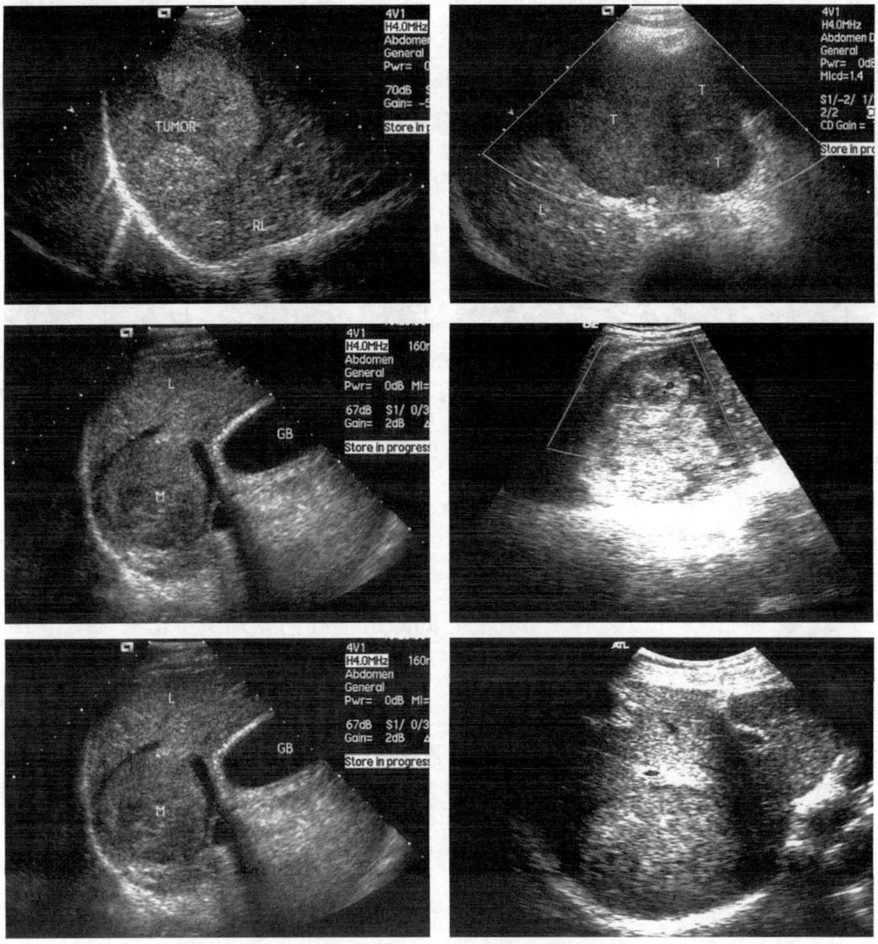

图2-17　肝癌超声声像图

5.肝癌周围组织结构变化：如肝脏深底部癌肿，可使下腔静脉受压，管腔变形或变细，左叶底面肝癌可引起腹主动脉变弯曲，肝门附近的肿瘤，可压迫胆总管，出现肝外胆梗阻征象。如门静脉、下腔静脉内有癌栓形成，则可出现点状、块状回声。

三、包虫囊肿合并症的超声诊断

（一）合并感染

合并感染发生率约为17%。胆瘘是引起继发感染的主要原因。合并感染后酷似肝脓肿，除全身症状外，声像图表现为原发包虫囊肿壁周围有炎性反应，呈低回声晕，囊内回声明显降低（图2-18），探头局部触疼明显。

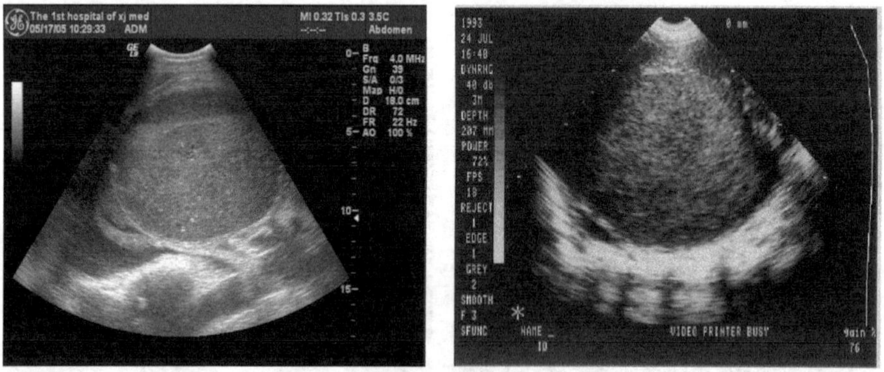

图2-18　合并感染超声声像图

（二）合并破裂

合并破裂发生率约为8%，后果严重。

1.肝包虫破入腹腔

发病急骤，腹疼剧烈，过敏性休克是其主要特点。声像图显示破裂的包虫囊多位于肝边缘，张力明显降低，囊壁呈收缩状，仔细观察可见囊肿有破口与腹腔相通，较大的包虫囊肿破裂后，可在肝肾间隙或盆腔内见到少量积液（图2-19）。

2.肝包虫破入胸腔

原发包虫囊肿多位于肝右叶顶部，声像图显示囊壁厚而收缩，外形不规则，囊内含有卷曲的带状或不定形强回声。毗邻膈肌的囊壁与肝包膜、膈肌粘连增厚，共同呈一宽的弧形光带，膈肌活动明显减弱，囊肿经膈肌有破口与胸腔相通，胸腔底部有积液或子囊回声。

3.肝包虫破入胆道

破裂的包虫囊张力明显降低，囊壁厚，外形呈“鸭梨形”或椭圆形，肝内胆管明显扩张。包虫囊与相邻扩张的胆管间有破口相交通，囊内充满卷曲的或斑片状碎囊皮，并可延伸至破入的胆管内，进入胆管的包虫内容物可随呼吸而移动。

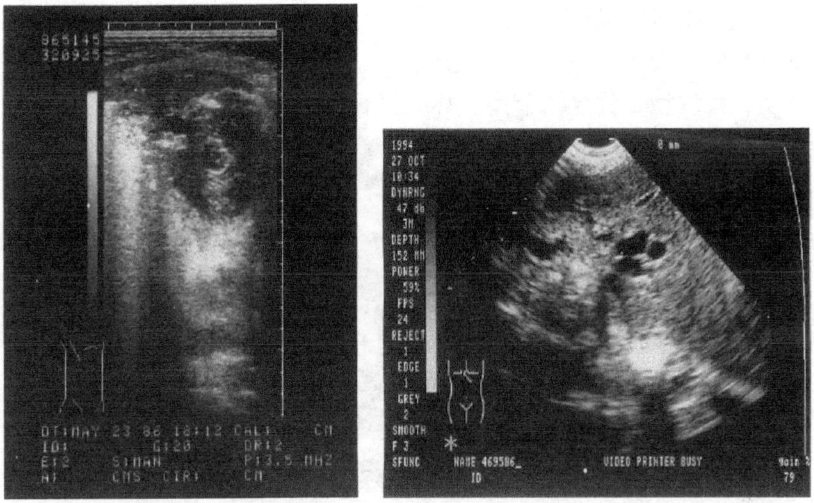

图2-19　合并破裂超声声像图

（三）合并压迫

肝包虫囊肿在肝内呈占位性生长，位于肝门部的较大包虫囊肿长期压迫肝总管及门静脉，前者形成梗阻性黄疸，后者导致门脉高压、脾大伴有腹水，全身状况呈慢性消耗改变，声像图表现典型（图2-20），易于诊断。

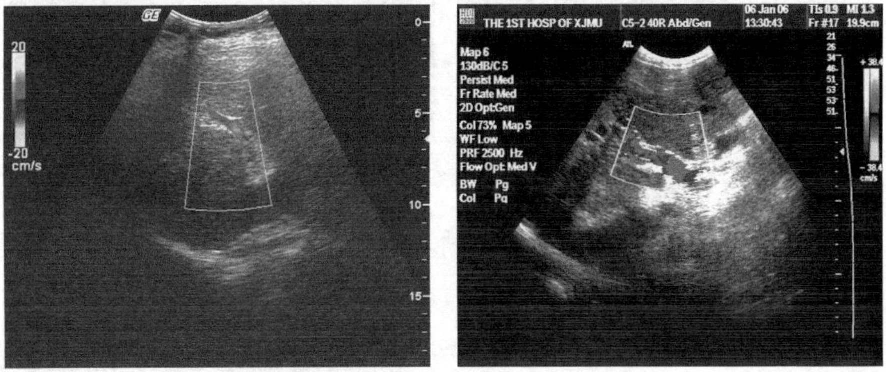

图2-20　合并压迫超声声像图

四、肝泡状棘球蚴病的超声诊断

肝泡状棘球蚴病是人体包虫病的少见类型，预后差，临床上易误诊为肝癌。

声像图表现与分型（图2-21）：

1.肝脏不规则增大，形态失常，病变肝叶结构紊乱。病灶周围管腔受压移位或变窄，累及肝门部胆管时，肝内小胆管扩张。

2.病变呈实质性强回声，外形极不规则，并与周围肝实质界线不清，内部回声不均匀，为多数不定型点状及直径数毫米之小光环或聚集成簇或呈“蜂窝状”分布，病变后方伴有明显的声衰减或声影。

3.分型：巨块型，弥漫结节型，坏死液化型。

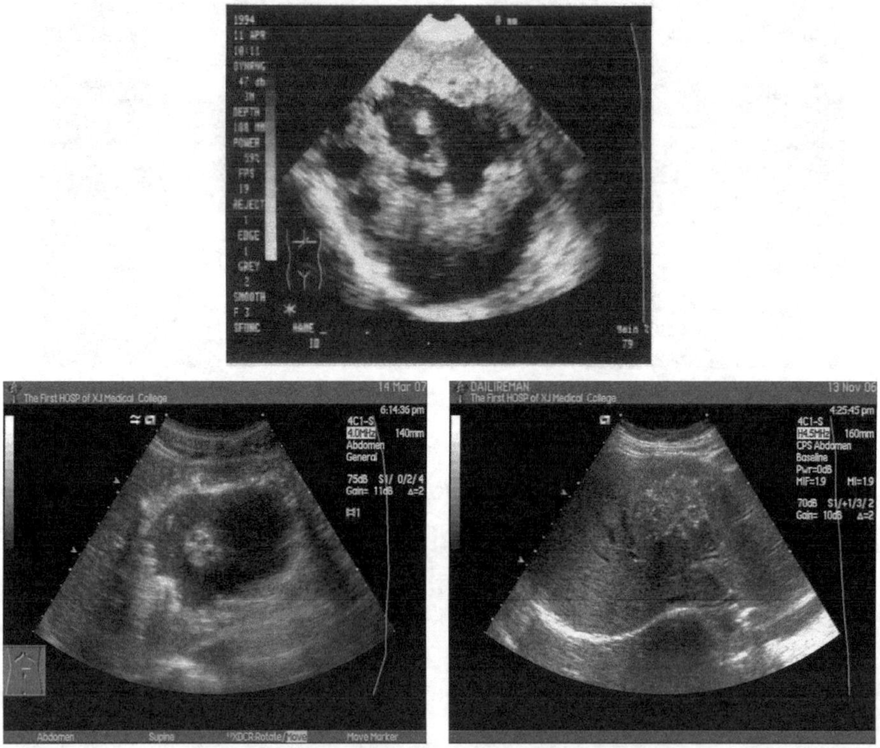

图2-21　肝泡状棘球蚴病超声声像图

五、其他脏器包虫病的B超诊断

（一）肺包虫

肺包虫发病率仅低于肝包虫的发病率，由于病灶周围肺气的干扰，超声穿透困难，所以肺包虫的诊断主要依赖X射线检查，只有当包虫囊肿位于肺表面时，超声才可作为一种辅助诊断手段。

（二）脾包虫与肾包虫

脾包虫与肾包虫声像图表现与肝包虫囊肿相似（图2-22），诊断一般不困难，需注意的是肾包虫应与常见的肾囊肿、肾

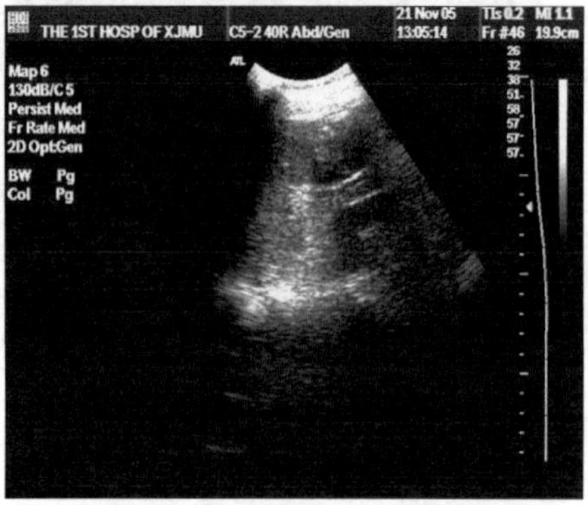

图2-22　脾包虫超声声像图

积水相鉴别（图2–23）。

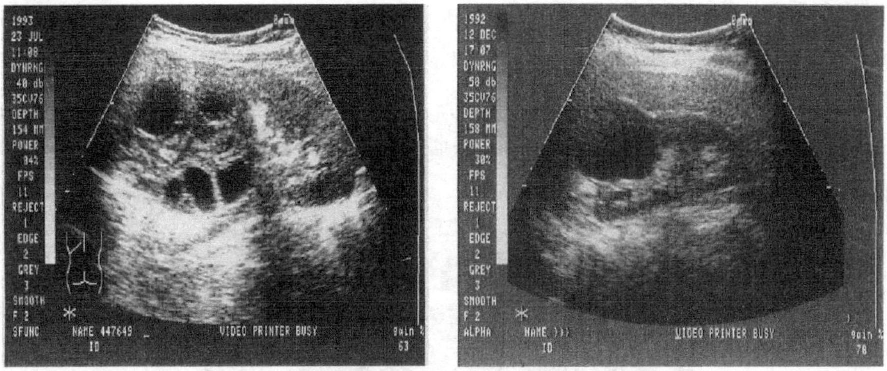

图2–23　肾包虫超声声像图

（三）脑包虫

较大的脑包虫囊肿长期压迫侵蚀颅骨使其脱钙变薄，为超声的穿透创造了条件。声像图可显示为颅内有双层壁的囊性病灶，中线结构向健侧移位（图2–24），具有定位、定性、定量的价值。

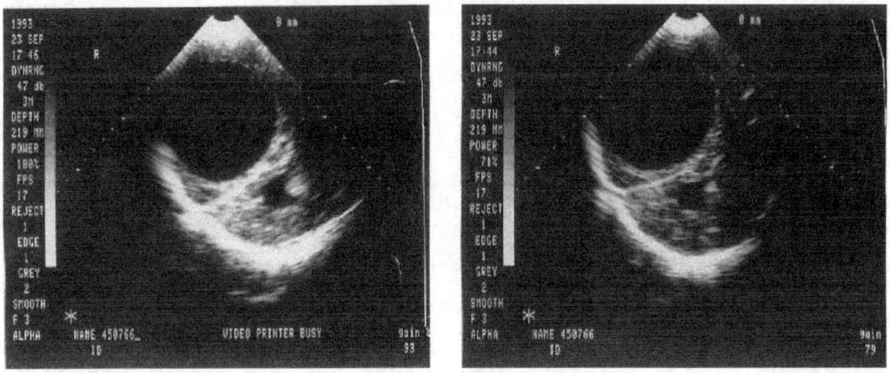

图2–24　脑包虫超声声像图

（四）脊柱包虫

1.正常情况下成人椎体及椎板均有完整的骨皮质，超声难以穿透，但当包虫在椎体内生长发育，乃至患者出现临床症状而就医时，已多伴有骨皮质的破坏以及向椎旁软组织的蔓延。骨皮质的变薄与缺损为超声束进入患骨提供了“窗口”，残骨腔内存在的或多或少、大小不等的包虫囊肿这一病理形态学的改变又有别于结核或肿瘤，它在声像图中有相应而特殊的表现，加之超声对椎旁软组织的包虫囊肿识别并不困难，结合骨内外的改变可增加诊断的信心。

2.所用仪器为实时成像，可直观显示病变与周围活动脏器的关系，是其独到之处。

声像图改变（图2-25）：

骨内改变：病变椎体均膨大呈不规则低回声，内有散在不定形残骨强回声，后方伴声影，其间夹杂有5～15 mm大小不一数目不等的类圆形囊性结构，其外围没有纤维包膜回声，位于周边部的囊肿与残骨腔壁直接相邻，呈虫蚀样改变。

骨外改变：合并椎旁软组织包虫囊肿，周围有较完整的纤维包膜，内有多数子囊回声，与肝包虫所见类似。

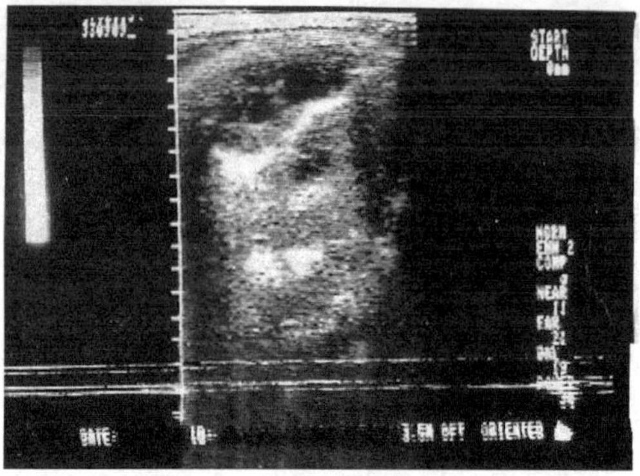

图2-25　脊柱包虫超声声像图

（五）其他骨包虫

1.圆形囊状骨性空腔；

2.骨质畸形；

3.长管状骨有增粗，扁骨有增厚表现；

4.骨表面隆突不平；

5.晚期骨质减少，为大小不等之囊腔所代替。

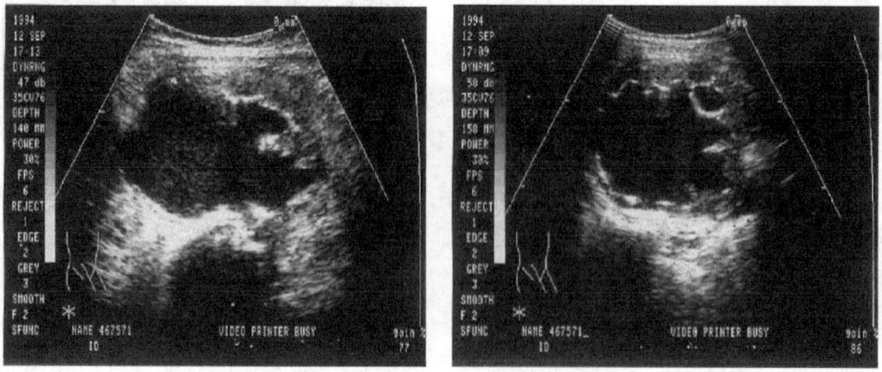

图2-26　其他骨包虫超声声像图

（六）盆腔包虫

本病包虫病流行区并非罕见，女性居多。临床表现为腹痛，髂窝部活耻骨上方囊性压痛性包块，与周围组织粘连明显，活动性差。巨大包虫囊肿可占据整个盆腔。声像图表现：圆形、椭圆形液性暗区，邻近器官受压移位、变形（图2-27）。病程甚久者常见囊壁钙化呈高回声光环，或囊壁明显增厚，回声增强。

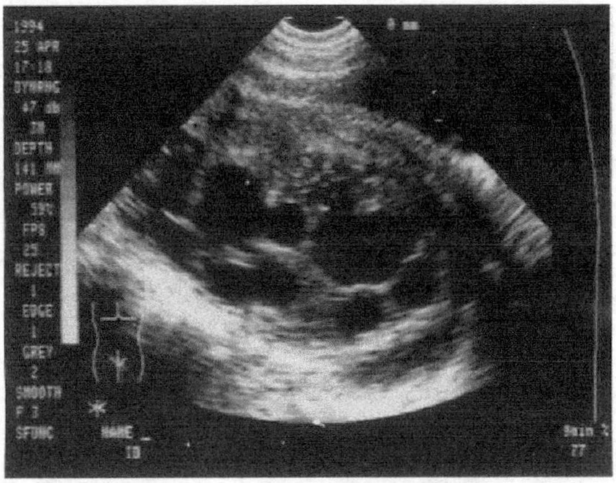

图2-27　盆腔包虫超声声像图

（七）心脏包虫

1.心脏轮廓形态失常。

2.心脏某部位局限性膨隆，向心腔或心外膜突出，边缘整齐，境界清晰之囊性病变。

3.囊性占位病变直径一般为4 cm。

4.囊性占位灶不随心脏舒缩而运动，而随心脏搏动被推移。多伴有肝包虫或肺包虫。

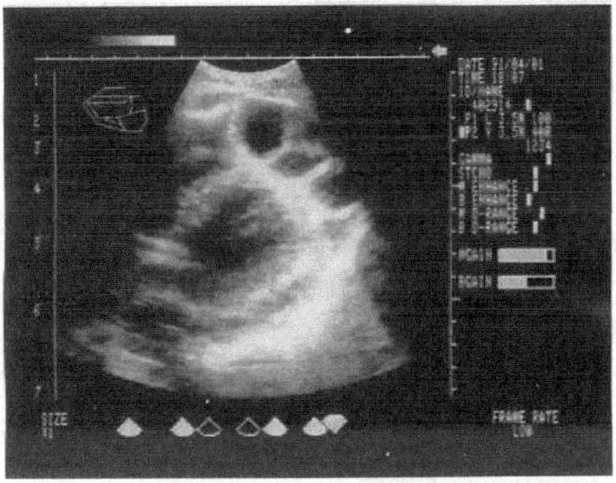

图2-28　心脏包虫超声声像图

第三节 包虫病的实验室检查

一、人体包虫病血清学检测方法

1.ELISA（酶联免疫吸附试验）
2.IHA（间接血凝试验）
3.快速检测方法（点免疫胶体金渗滤法，GSIA）
4.免疫印迹（West Blot）
5.循环抗原（cAg）和循环免疫复合物（CIC）

二、血清学方法在人群包虫病筛查中的应用及意义

1.感染的确定、疾病的诊断、发病机制的研究。
2.病情监测与疗效评价。
3.抗体检测用于感染后免疫力确定，循环免疫复合物用于疾病的转归与预后的判定。
4.许多阳性反应者可能已受到虫卵感染，但包囊尚未发育，或者尚未长到影像学检查能够检出的大小。用血清学方法进行调查显阳性，对于估计特定人群中包虫病的流行和感染状况具有潜在意义。

三、血清学检测方案

（一）目标人群

儿童感染情况监测和人群患病监测。
1.调查对象和抽样方法
（1）每年在每个流行乡采取整群抽样的方法调查1～2所小学12岁以下的学龄儿童。
（2）检测方法：采集静脉血样，分离血清，ELISA法检测棘球蚴抗体。
（3）包虫病人群做包虫病普查时，可用血清学方法做辅助诊断。
2.病人的发现
（1）线索调查：查阅当地医疗单位病例档案、网络直报的包虫病病例；
（2）根据《包虫病诊断标准（WS257—2006）》，采用B超等影像学检查，对疑似病人采用血清学方法辅助诊断；
（3）人群患病率=（确诊阳性病人+临床阳性病人）/检测人数×100%。

四、血清学检测方法操作及评价

（一）ELISA（海泰生物制药有限公司）

1.原理和方法

（1）试剂盒

反应板：包被纯化棘球蚴抗原。

（2）检测过程

加血清 $\xrightarrow{\text{洗板}}$ 加二抗 $\xrightarrow{\text{洗板}}$ 加反应底物 $\longrightarrow$ 终止反应。

比色：450 nm检测吸光度。

2.结果判断

（1）阳性对照：>0.5

（2）阴性对照：<0.08

（3）临界值（cut-off）±0.1 cut-off为灰区，判断为可疑，用其他方法复检

（4）OD>1.1 cut-off值为阳性

（5）OD<0.9 cut-off值为阴性

3.优点

（1）临床疑似病例首选诊断方法；

（2）结果可准确判断并记录样品吸光度；

（3）敏感度高；

（4）成本低廉，每份5元；

（5）实验过程容易控制。

4.缺点

（1）不能区分囊性棘球蚴和泡性棘球蚴；

（2）不能确诊包虫病。

（二）IHA（间接血凝试验）

1.原理

纯化包虫囊液抗原致敏绵羊红细胞，血清经对比稀释，加入致敏绵羊红细胞后血球凝集。

观察血球沉积：

（1）阴性反应：血球沉入管底呈规则点状，边缘光滑。

（2）阳性反应：血球凝集后散在沉积。

++++：红细胞100%凝集；+++：75%红细胞凝集；++：50%红细胞凝集。

以1∶128稀释度出现阳性反应为血清抗体阳性。

2.实验过程

（1）红细胞醛化

采集绵羊静脉血100 mL，加阿氏液200～400 mL，混匀抗凝。离心弃上清。

生理盐水洗3次，同上离心。加50 mL生理盐水、100 mL PBS混匀。

10% Na_2CO_3中和戊二醛300 mL，4 ℃搅拌24 h。

生理盐水洗3次，同上离心。沉淀用0.1% NaN_3生理盐水配成10%细胞悬液保存备用。

（2）致敏细胞

1%红细胞悬液用1∶10000鞣酸洗3次。

加198 mL生理盐水，配置成1%悬液。

加稀释囊液抗原200 mL，37 ℃水浴30 min并混旋。

离心弃上清，加1%兔血清PBS洗3遍。

10%兔血清PBS18 mL配成10%致敏红细胞。

（3）操作过程

准备1%致敏红细胞。

设阳性对照、阴性对照各一孔。阳性对照需对比稀释找出合适稀释度，使对照孔出现强阳性反应和弱阳性反应。

血凝板每孔加25 μL PBS，第一孔加血清25 μL，向后对比稀释到1∶256。

加1%致敏红细胞一滴，37 ℃反应。

（4）优点

红细胞处理方法、判断标准、抗原来源、寄生部位和寄生虫虫株的不同，可影响该方法的敏感性和特异性。IHA既较为敏感又特异，而且较为微量、简易、快速。

（5）缺点

①需设阳性对照、阴性对照，并对对照做准确判断。阳性界值为1∶128，但用于筛查试验时1∶8即可为筛查阳性，判断标准不好把握。

②试剂配置过程质量难以控制：红细胞处理过程、抗原来源。

③寄生虫株的影响：不同虫株反应性不同。

④不能诊断泡型包虫病。

⑤寄生部位：肺包虫较肝包虫敏感性低。

（三）快速检测

斑点胶体金免疫渗滤法（DIGFA）为新疆包虫病临床研究所生产。

1.原理

将棘球蚴4种特异性抗原固定在固相载体上，通过DIGA快速检测人体包虫病感染情况。

2.快速检测方法的评价

(1) 优点

①可现场检测，采少量血可出结果。

②可同时检测囊型包虫和泡型包虫。

③快速分析结果。

④每份样品成本3元。

(2) 缺点

结果判断无确定标准，灵敏度为90%，特异度为87%。

(四) 循环抗原检查 (CAg)

手术摘除棘球蚴囊后，患者血清中循环抗原量迅速下降，故检测循环抗原可用于疗效考核。不用于包虫病筛查和查病。

(五) 酶联免疫印渍法 (ELIB)

(1) 优点

敏感性、特异性均达到100%，不需纯化抗原，有较好的敏感性、特异性和重现性，具有确诊意义。

(2) 缺点

过程烦琐，费用高。

五、血清样品采集及送检注意事项

(一) 采样方法、采样量

采集静脉血样，分离血清。成人血清采样量为1 mL，12岁儿童采样量不少于100 μL。

(二) 样品标识

与调查表一致，用标签标明编号、点号、日期。

(三) 包装

采血后分离血清，分装到血清冻存管内。可冻存于-20 ℃，防止反复冻融。固定于管架上运送。

(四) 检测和送样

检测统一在市（县）疾控中心进行，采用ELISA法。采样的同时调查信息并填写人群患病情况调查表，调查表及检测结果送省疾控中心。

样品检测前-4 ℃存放不超过2周。检测后样品保存在-20 ℃，省疾控中心将组织对血清检测样品进行质控和复核，统计检测结果符合率。

六、犬粪标本收集的技术要点

（一）准备

采粪前准备好采粪管（50 mL带螺口盖塑料管，用前应检查管口是否渗漏），防水记号笔，一次性手套、口罩、帽子，采粪记录单（本），塑料口袋若干。采粪前一天，由村干部通知农牧民拴管好自己的家犬，等待采集。

（二）采样

1.到达农牧民家后，一人负责在采粪管上用防水记号笔写下相应编号，将写好的采粪管交给采粪人，然后填写犬粪采集记录表（卡），需记录所采粪样的乡镇名称、村名、采集日期和采样人姓名等信息。

2.采粪人佩戴一次性手套、口罩、帽子，拧开采粪管螺口塑料盖，每个样品采集1/3管的量（尽量采集新鲜成型粪便）。旋紧口盖。注意：确保一管只装一条犬粪。

3.将采好的粪样装入一大塑料袋内，袋外注明采粪样的乡（镇）名称、村名、采集日期，及时送检，如不能及时送检，应将样品放于-20 ℃保存。送检样品时，将采粪记录单（本）复印件一并附上。原采粪记录单（本）应妥善保管以备查询和检查。

4.样品送到后，检测前应于-80 ℃或在液氮中冻存一周时间，以灭活虫卵。

七、犬粪抗原的检测

（一）检测实验室需要准备的设备和消毒器械

1.实验仪器和试剂的准备

由于实验采用试剂盒来检测，基本不需要配制试剂，只需要如下规格的仪器。

（1）移液器，200～1000 μL，20～200 μL；

（2）离心机，转数不低于5000 r/min，而且能够容纳直径1.5 cm的离心管；

（3）酶标仪（450 nm）；

（4）恒温水浴锅或者温箱（37 ℃）；

（5）洗瓶；

（6）去离子水；

（7）天平，用于称量样品和平衡用；

（8）涡旋式混匀器；

（9）竹签。

2.实验场地的准备：污染区和检测区

犬粪中的虫卵具有感染性，所以对场地有特殊的要求，首先犬粪在检测前需要离心，在这个过程中污染最严重，应在一个单独的实验室进行，并且人员防护要求严格，实验前、后必须严格消毒。这是犬粪的前期处理。后面用酶联免疫检测的时候用的是已经离心好的犬粪提取液，污染源相对较少，但是样品相互污染的概率增大，所以除实验中仔细外，应在单独的实验室进行，如果条件限制，可以批量地先进行前期犬粪处理，然后将场地彻底消毒后再进行酶联免疫检测。

3.实验人员个人的准备：时间安排，个人防护用品准备

整个犬粪检测过程可分为两个部分：一个是犬粪的前期处理，主要是从犬粪中提取代谢抗原；另一个是酶联免疫检测。两个部分可以同时做，也可以先完成第一个部分，然后集中检测，因为粪抗原在提取液中可以长期保存（-20 ℃）。人员的安排可以根据实际情况进行。

实验人员必须佩戴口罩、手套，穿白大褂（最好是一次性的，如条件不允许，可于实验结束后彻底消毒）。

4.洗涤消毒准备：高压设备、洗涤剂、消毒剂、焚烧炉

实验场地应在实验前用紫外灯照射处理，实验后用消毒剂擦拭（拖洗）污染区，如实验台和地面等，实验器械被污染的必须及时处理，一次性用品可以焚烧、高压或者用消毒液浸泡处理，玻璃器械应泡酸（铬酸）处理，实验人员在离开实验室前应彻底清洗，避免造成人员的感染。

（二）粪样的检测

粪样的检测是用酶联免疫的方法来进行，其原理如下：

棘球绦虫寄生于犬的肠道，其代谢物、分泌物、节片和/或虫卵在肠道中不能被降解，可随着粪便排泄出来，称之为粪抗原。用抗棘球绦虫的特异抗体可以将它们检测出来。

受检标本（抗体或抗原）与固相载体表面的抗原或抗体起反应。用洗涤的方法使固相载体上形成的不牢固抗原抗体复合物及其他物质洗脱。再用蛋白质封闭非特异抗原或抗体位点。再加入酶标记的抗原或抗体，也通过反应而结合在固相载体上。此时固相上的酶量与标本中受检物质的量呈一定的比例。加入酶反应的底物后，底物被酶催化成为有色产物，产物的量与标本中受检物质的量直接相关，故可根据呈色的深浅进行定性或定量分析。

检测所用试剂盒是珠海海泰生物制药有限公司生产的犬细粒棘球绦虫抗原试剂盒。

1.犬粪的前期处理

犬粪的前期处理就是将粪样中的抗原提取出来，方法是用试剂盒中的样品提取液进行离心，根据采样要求我们采集的粪样大概为1 g，为了实验精确性，我们称量样品的质量，以1 g加1 mL的样品提取液（样品提取液在检测试剂盒中配

套），称量粪样前事先称量空离心管的质量，然后装上样品一起称量（样品用剪掉头的滴管来取），拧开采粪管螺口塑料盖，也就是采样量以装满去头滴管为止。然后连同滴管一起伸入5 mL的螺口管中，轻磕管底，使粪样进到管中，取出滴管，这个过程中应避免将粪样沾到管口，减少滴管上面的残留粪样。

然后按照1 g/mL的量加样品提取液，注意，样品的质量范围是1 g±0.4 g，也就是样品缓冲液最多可以加1.4 mL，最少可以加0.6 mL，如果样品偏多，必须去掉部分，因为试剂盒中的样品提取液有限，部分样品质量大会导致其他样品无法提取。

按照质量加好样品提取液后，用竹签搅拌样品使之充分溶解，如有条件可以在混匀器上振荡1 min（注意一定要盖紧管盖，防止液体泄漏），然后进行离心，3000 r/min离心15 min（离心前先平衡）。

离心完毕后，取出离心管，注意不要剧烈摇晃，防止上清浑浊无法吸取，要轻拿轻放，然后对应离心管的编号，将离心管中的上清小心地吸出来，转移到另一个离心管中，注意对应编号，转移完毕后盖紧管盖，至此，样品的前期处理完成，可以进行检测，也可以将提取物于-20 ℃冻存，鉴于每个酶标板都有96个孔，每板可以做90份样，推荐先将提取物冻存，要么凑够一板进行检测，要么等到所有样品都离心完毕集中检测，具体做法根据实际情况而定。

注意：离心后吸完上清的离心管应做消毒处理，集中高压或是焚烧处理。

2.样品的检测

在检测前首先要进行试剂盒的平衡，也就是将试剂盒从4 ℃取出，放于室温下大概半小时，如果天气较冷可置于37 ℃温箱中平衡，平衡前应首先检查试剂盒中的试剂有无缺失，酶标板的封闭膜是否破损，如果酶标板的封闭膜已经破损，说明试剂盒中的样品提取液已经使用，除此之外，必须检查酶标记物、质控品、显色液和终止液是否足量。

试剂盒平衡完毕后，即可进行检测，离心好的样品需事先解冻，然后按照试剂盒的说明，依次加入阳性对照（1孔）、阴性对照（1孔）、临界对照（3孔），注意空白孔不加任何东西，然后其余各孔中加入样品，同时试剂盒中附带一个表格，对应酶标板的96个孔，相应地在这个表中填写酶标孔中所加的东西，如前六孔为阳性对照、阴性对照、临界对照、临界对照、临界对照、空白，则在表中前六格写上，其他孔填写相应样品的编号，最后此表附带酶标仪的读数为此次实验的原始数据，以备复查和督导检查使用。

加完样品后，贴上试剂盒附带的塑料膜，防止样品蒸发，然后置于37 ℃水浴或是温箱中，反应30 min，在反应的30 min里，可以配置洗液，试剂盒中的洗液是10倍浓缩的，用前应观察是否有结晶，如果有可以放于37 ℃使结晶溶解方能使用，实验用的洗液是1倍的，所以要将浓缩的洗液进行10倍稀释，也就是90 mL去离子水中加入10 mL浓缩洗液，根据用量配置，整板（96孔）大概需要400 mL的洗液。

等到反应30 min结束后，甩掉酶标板中的液体，注意尽量甩在水池中，甩的时候用手抓紧酶标板的边缘，然后扣向水池，甩干后用配好的洗液洗孔，用洗瓶控制，尽量不要让液体溢出来，加完后静置1 min，用同样的方法甩掉洗液，重复洗涤2次，也就是一共洗3次，第三次结束后需要拍干孔中的液体，也就是在实验台上平铺1层卫生纸，然后孔口朝下拍到纸上，拍3～4次即可，注意拍到纸上的位置不要重合，防止污染的发生。拍干后就可以加酶标记物（注意：空白孔不加酶标记物），加完酶标记物后，同样要贴上塑料膜，37 ℃恒温30分钟。

酶标记物反应后，甩掉孔中的液体，方法与前面的一样，洗涤方法也是一样，同样洗完毕后拍干，加入显色液，注意显色液有两个——显色液A和显色液B，先加显色液A，然后加显色液B，每个孔都加，包括空白，加完后同样贴上塑料膜，此时的反应时间为10 min，10 min后，不用甩掉孔中液体，切忌习惯性甩掉，此时应加终止液，每个孔都加，加完后即可以在酶标仪上进行光吸收读数，测定完后，整个检测过程结束，酶标仪的数据和前面的表格便是最后结果，也是检测的原始数据，应妥善保存，反应完毕的酶标板也需要进行消毒处理。

3.实验数据的统计

对照酶标仪的读数，在登记表上画出阳性样品，并在最终的结果统计表中做相应的统计，原始记录实验室保留，统计数据报送相关单位。检测样品应保留，省疾控中心将进行检测质量的抽查和复核。

第四节 包虫病的预防与控制

人类与包虫病的斗争历史已有130多年，随着对疾病本身的不断了解和科学技术的进步，用于预防和控制包虫病的技术措施和手段都有了很大的提高。在许多国家进行的包虫病控制项目都取得了成功，这些事实证明包虫病在一定程度上是可以控制的。但由于包虫病的预防与控制既是一个生物学问题，又是一个社会问题，包虫病在不同地区或国家中又有各自的流行特点，因此各自的防治策略又有所不同。

一、预防和控制的定义

“预防为主”是防治疾病的根本方针。包虫病的预防是指在没有该病的地区或国家为保护人民健康不被包虫病感染或保护包虫病流行区的健康人及被感染者不被再次感染而采取的有关预防措施。

控制是指由一个认可的机构，根据立法机关的指示，执行一项规划，以限制一种特定疾病的流行，并长期使其维持在较低水平。

二、预防和控制包虫病的基本措施

预防和控制包虫病，要根据其流行特点，采取综合性的防治措施。切断其流行过程中的各个环节。

（一）消灭传染源

细粒棘球蚴病的主要终宿主是犬，事实上人类包虫病主要是经过犬传染的，因此如何防治家犬、牧犬包虫病，消灭野犬，对预防本病有重要的意义。

1.控制养犬，彻底消灭野犬。

2.治疗病犬，对牧犬、家犬等应登记，实行定期检疫。发现病犬后应治疗或捕杀。在包虫病流行区，要给牧犬、家犬定期驱虫。“月月驱虫、犬犬投药”的办法应该推广。目前常用的驱虫药物有槟榔碱和吡喹酮。后者药效高，无毒副作用，是驱虫的首选药物。由于驱除的虫卵仍有活性，对家畜仍有高度的感染力，故对驱虫现场要进行严格的消毒、净化处理。对犬驱虫期内排出的粪便必须焚烧和深埋。

3.组织捕杀野生的狼、狐狸等野生动物，野鼠及其他啮齿动物是泡球绦虫的中间宿主，也应捕杀。

（二）预防虫卵感染牲畜

羊、牛感染棘球蚴病，不仅影响畜牧业生产，而且也是完成细粒棘球绦虫生活史的一个环节。人的感染程度一般与羊、牛等牲畜的感染程度成正比，因此如何减少棘球绦虫侵害牲畜的机会，切断细粒棘球绦虫的生活史，是逐步控制包虫病的关键之一。

1.管好放牧的牲畜

提倡勤打扫畜圈，畜圈和犬舍分开，畜粪、犬粪要堆放发酵，以杀死虫卵。要让牲畜饮用卫生的水，避免牲畜饮用死水。避免牲畜奔跑饮水，以免将沉淀在水底的虫卵搅动起来饮下去。

2.提倡划区轮牧

细粒棘球绦虫虫卵散在草地上以后，对外界虽有强大的感染力，但如推广四季或划区轮牧，也可大大降低感染率。

三、加强屠宰管理，严格处理病畜内脏

由于牛、羊脏器包囊内的每一个头节在犬体内都可发育成绦虫，因此加强屠

宰管理，对于预防包虫病显得特别重要。

家畜不要在野外宰杀，必须在集中屠宰点进行宰杀。要严格遵守屠宰业管理制度和动物检疫制度。对染病脏器要进行无害化处理。要让大家明白对染病脏器进行无害化处理的意义，认识到其危害性，逐步养成有病脏器不乱抛和喂犬习惯。

四、培养好的卫生习惯，做好个人防护

培养好的卫生习惯：如饭前洗手、不喝生奶生水、不玩狗等都是预防包虫病的重要环节。

虫卵可经呼吸道感染，在剪羊毛、打扫畜圈时要戴口罩以防止吸入虫卵。流行区毛皮外运时也要注意卫生。

现场防治人员、实验室工作人员开展工作时要做好个人防护。

五、健康教育

健康教育绝不是一时性的卫生知识宣传，而是通过持续不断的教育以形成必要的长期的社会防治知识。

包虫病健康教育的目的是对每个人尽快灌输一种会有助于在地方流行区预防包虫病的公共意识，健康教育的内容应该联系当地的情况以保证居住在流行区的人能够容易接受有关预防包虫病的各种信息。

健康教育材料应当是基础的，易于阅读和理解。内容应当和目标人群的教育水平相适应才能得到好的宣传效果。在民族地区，要使用民族语言编写、制作宣传材料，而且对当地居民的宗教信仰和习俗应给予应有的重视。

（一）健康教育的对象

对各级领导干部、宗教人士，开展以包虫病的危害和应采取的防治措施为主要内容的健康教育；对学生，开展以包虫病的危害和勤洗手、不玩狗为主要内容的健康教育；对屠宰人员，开展以不用病变脏器喂狗为主要内容的健康教育；对农牧民，开展以犬定期驱虫和接受检查为主要内容的健康教育。

（二）健康教育的方式和方法

健康教育的语言应通俗易懂，群众易于接受和记忆。

1.通过不同媒介进行健康教育

通过大众传播媒介、流动宣传、小型展览、张贴宣传画、发放宣传册开展健康教育。组织宣讲团宣讲以及其他适合本地特点并且群众喜闻乐见的手段开展健康教育。

2.通过宣讲员进行健康教育

在社区指定健康教育员，组织社区人群观看包虫病科普录像、病畜包虫病感

染脏器标本或与包虫病病人座谈。

3.结合现场防治工作进行健康教育

结合人群包虫病查治和犬的驱虫管理等防治活动使健康教育深入每个家庭和个人。

（三）健康教育应当遵循的原则

1.健康教育应贯穿包虫病预防控制全过程和各个环节。

2.应根据防治进程和受教育者的情况改变健康教育的重点和技巧。

3.将人群包虫病知识的增长和高危行为的减少以及对包虫病防控措施的依从性作为效果评价标准。

（四）健康教育的内容

普及包虫病五个基本知识点：

1.什么是包虫病？

2.包虫病在人和动物之间是如何传播的？

3.狗肠内的小绦虫是从哪里来的？

4.包虫病有什么危害？

5.怎么预防包虫病？

（五）重点人群的教育

1.干部

在疾病控制的全过程中他们起着组织和管理的作用。将包虫病基本知识、当地包虫病流行情况与危害、组织防治活动技巧作为干部学习的重点。

2.农牧民、犬主和屠宰人员

此类人群在疾病传播与控制中起重要的作用，自身又是易感人群。教育中要突出包虫病与自身健康的直接关系；此类人群要了解包虫病的预防技巧和正确的卫生行为。教育要经常化、方法要多样化。

3.儿童与学生

他们是包虫病易感人群。课堂内系统学习，规范卫生行为，明确在防病中自己应该做什么和能做什么，通过学生带动家庭，以实现“小手拉大手”。

4.宗教人士

该人群在群众中有一定的影响力，在寺庙周围也有大量无主犬存在，要通过恰当渠道，对他们进行健康教育，以加强无主犬控制工作。

（六）宣传材料的运用

1.音像材料

对受教育者影响直观、强烈，参与程度高，传播面广。鼓励电视台自制、播放健康教育和疾病防治动态的节目。

2.宣传招贴画

在公众场合招贴，吸引人自我学习。

3.小画册

趣味性高，易保存和阅读。

4.宣传传单

形式多样、通俗，易制作，成本低，散发量大。

学校教材和教师教学手册、教学挂图、教学录像带可运用于幼儿园、小学、初中、高中。

（七）学校教育

将包虫病健康教育纳入中小学教学计划：健康教育课设置在小学、初中相应的课程中，或对学生进行专门的健康教育讲座。有条件的幼儿园对4～5岁的幼儿进行早期防治知识教育。对教学内容、难易度和信息量进行规范化。深入、扩展学生对包虫病的认知并强化个人卫生行为是系列教育的目的。

（八）健康教育效果评价

1.评价指标

普及率=实际接受教育的单位（或人数）/应接受教育的单位（或人数）×100%

2.认知率

以包虫病五个基本知识点为指标。对四类人群进行抽样调查。通过问卷调查对比教育前、后人们对包虫病知识的增长程度。

3.高危行为改变的观察

玩犬、犬不拴养、不纳入管理及病变动物脏器喂犬为感染包虫病的高危行为。采用问卷调查，对比和分析人群高危行为改变的情况。

六、人员培训和防治机构

要达到逐步控制和消灭包虫病的目的，应对防治人员进行培训。防治人员可分为基层防治人员，主要是流行区基层卫生人员；专业防治人员，主要开展广泛的防治工作，并且也进行一些基础性的研究，以便总结和推广有效的防治经验和方法；综合性防治人员。

成立专门的防治机构，或由其他卫生机构兼任此工作，以便有效地对包虫病进行防治。

七、包虫病流行情况调查

为便于进行合理而且有效的包虫病防治，就需要了解包虫病详细的分布情况，这样就要首先做好包虫病的调查工作。通常调查包虫病流行情况可从以下方面进行。

（一）人群患病率、血清学阳性率调查

在包虫病流行区进行普查。根据目前情况，人力、物力均有一定的困难，因此有重点、有计划地抽样调查，比较实际。具体可采取B超检查、血清免疫学反应同时进行。

（二）羊、牛感染率调查

从当地屠宰场了解羊、牛等家畜包虫病的感染率。虽羊、牛感染与人体感染并无直接关系，但在流行病学上有一定的参考价值。

（三）病犬调查

犬是细粒棘球绦虫病的主要终宿主，因此调查病犬在流行病学上具有重要的意义。病犬的调查与人群感染率结合分析，可以更准确地掌握当地包虫病的流行情况。

八、充分发挥行政领导部门的组织和协调作用

包虫病的防治，有卫生、畜牧、教育、宣传、广电等部门参与，各个部门应进行全面的合作，行政主管部门要做好上述部门的协调或成立统一的机构，有计划、有步骤地开展防治工作，并长期坚持下去。

第五节　包虫病防治工作的安全防护

在包虫病防治项目的实施过程中，处理感染或疑似感染了棘球绦虫犬、狐狸等的粪便时，有极大的风险。参与防治项目的工作人员必须了解此项工作的危险性，做好个人防护，任何忽视安全防护措施的行为都会给自己和合作者造成伤害。

食入棘球绦虫的虫卵是造成人体感染的途径。有证据表明，虫卵的孵化和活化亦可发生在肠道以外的部位。吸入虫卵后，虫卵在肺部发育，引起肺包虫病。另外，继发性包虫病有可能因结膜受原头蚴污染引起。

一、人类摄入虫卵的途径

1.用手处理感染棘球绦虫的终宿主或含有虫卵的粪便，而食入虫卵。

2.处理或食用未处理的污染了虫卵的食物和蔬菜。

3.饮用被虫卵污染的水或吸入含虫卵的灰尘。

二、虫卵的抵抗力

虫卵具有很强的抵抗力，在适宜的低温和潮湿环境中其传染力可保持一年。

多房棘球绦虫的虫卵在4 ℃的水中可保持16个月，仍具有感染力。干燥和高温可降低虫卵的寿命。

在60～80 ℃煮10 min或100 ℃煮沸即可杀灭虫卵。但不同的污染材料所需煮沸时间不同，因为热量的穿透速度慢，犬粪至少要煮沸5 min才可保证虫卵被杀灭。而污水处理系统（如沉降法）不能杀灭虫卵。虫卵对低温具有抵抗力，-18～-20 ℃不能完全杀灭虫卵。

虫卵对干燥比较敏感，湿度为25%时，4天可杀灭细粒棘球绦虫虫卵，湿度为0%时，只需1天。

虫卵对许多化学物质具有抵抗力，细粒棘球绦虫卵在酒精中（50%、70%、90%）5～60 min仍具有活力，多数用于病毒和细菌消毒的商业消毒剂对虫卵无效。

三、虫卵的杀灭与消毒

1.高温是杀灭虫卵的唯一可靠而有效的方法，煮沸、焚烧均可杀灭虫卵。

2.冷冻在-70 ℃到-80 ℃的极低温度下，96 h可杀灭细粒棘球绦虫卵，48 h可杀灭多房棘球绦虫卵。

3.化学消毒剂3.75%次氯酸钠（NaOCl）水溶液在几分钟内可使虫卵崩解，消毒的作用依赖氯的浓度、温度和溶液穿透力。

四、现场工作人员的防护措施

从事包虫病现场防治工作的人员应穿着适当的防护服，包括长筒胶靴、手套、口罩、帽子、工作服。在用槟榔碱处理犬采集粪样时，应将犬圈在特定的区域内，处理后的地面应翻埋，或彻底焚烧消毒。犬粪应在现场煮沸消毒，或者包装在安全的容器内运走。

在现场解剖的动物应深埋，或焚烧，终宿主的肠管在从尸体上取下之前应结扎，防止传染性材料播散。

五、实验室防护措施

处理动物粪便或肠道材料的实验室，应设置更衣室，工作人员进入实验室之前，应着装防护服。设置防护服装消毒设备。

对洗涤槽内的传染性材料亦需检查，在排入下水道之前，要进行煮沸消毒。

参与检查中间宿主的幼虫材料的工作人员，应佩戴防护眼镜，以防止原头节喷入操作者眼内，而引起结膜包虫病。包囊材料和感染的中间宿主残留物应煮沸消毒，或焚烧。

表2-2 含虫卵和棘球蚴污染物的消毒处理

材料类型(含有棘球绦虫虫卵的材料)	消毒方法	消毒材料用途
粪便标本	煮沸5 min	检查虫卵和节片
	高压灭菌(灭菌锅)	废弃
	焚烧	废弃
	-80 ℃冷冻2天	检查虫卵和节片,检测粪抗原,PCR试验
犬、狐狸的尸体和肠道	高压灭菌(灭菌锅)	废弃
	焚烧	废弃
	-80 ℃冷冻4天	检查绦虫和其他寄生虫,检测粪抗原,PCR试验
金属盘子	高压灭菌(灭菌锅)	可重复使用
	次氯酸钠溶液(3.75%)浸泡至少1 h	可重复使用
金属桌子和其他工作台表面	次氯酸钠溶液(3.75%)浸泡至少1 h	可重复使用
金属仪器	高压灭菌(灭菌锅)	可重复使用
	次氯酸钠溶液(3.75%)浸泡至少5 min	可重复使用
混凝土地面	沸水浸泡	可重复使用
	次氯酸钠溶液(3.75%)浸泡至少2～3 h	可重复使用
服装类	高压灭菌(灭菌锅)	可重复使用
	60 ℃水中洗1 h	可重复使用
食品(蔬菜、水果)和被污染的水	>60 ℃加热,至少30 min	可食用
含棘球蚴囊和原头节材料	高压灭菌(灭菌锅)	废弃
	焚烧	废弃
	4%福尔马林	废弃或组织学检查
	40%乙醇	废弃,PCR或其他检查
	-20 ℃或-70 ℃至少2天	制备抗原、PCR或其他检查

第六节　包虫病防治工作的伦理学问题

包虫病防治项目的实施要求尽可能详尽地获得防治对象的个人资料，这样才能保证研究结果的可靠性，这就必然涉及被防治者的隐私问题。尤其是向被防治者询问诸如生活行为、个人嗜好等敏感问题以及个人婚姻、家庭状况等隐私问题时，很可能由于被调查者的刻意掩饰而使研究的事实被歪曲，这就要求研究者遵守科学研究的保密原则。保护患者隐私权，是项目施行者的义务和职责。一般情况下，患者可以拒绝向医生透露他认为是其隐私的信息，而对医生来说，未经患者同意，不得透露有关患者的任何信息，包括患病情况，否则，被视为侵犯患者的隐私权。然而，一旦某人被诊断为疑似病例或确诊患者（尤其是法定传染病），其患病信息则不可能完全被保密。患者应尽可能清楚地向流行病学医生报告自己相关的信息，而接诊医生须按规定将患者的病情报告疾病控制机构，从而有利于采取切实有效的治疗措施，避免他人及社会遭受更大的危害。这是对患者负责，也是对社会负责。患者的隐私权因此不得不受到一定的限制，否则，就可能会损害社会公益。

一、知情同意的概念

知情同意也称为知情承诺，指在项目执行者和被执行者之间，当对病人做出诊断和一种治疗方案时，要求医生必须向病人提供充分的病情资料，包括这种方案的益处、危险性及可能发生的其他意外情况，并以此建立治疗方案，使病人能自主地做出决定，接受或不接受这种治疗，简单地说，知情同意是指给病人提供做出医疗决定所必需的足够信息，并在此基础上由病人做出的承诺。

二、知情同意的伦理学意义

知情同意的伦理学意义体现在以下三个方面：首先，知情同意是自主原则的集中体现。知情同意的伦理学根据主要是有利原则和自主原则。当今，人们的教育水平、文明程度不断提高，观念也在变更，越来越多的人的权利意识在不断增强，他们迫切地要求对他们自己的事情的处理由他们自己来做出决定。其次，知情同意有利于建立合作的关系。医生和病人之间通常需要不断地交换自己的情况，病人把自己的病情和感受告诉医生，医生把经过分析与病情有关的情况告诉病人，这样就形成了相互交流的良好医患关系的基础，体现了医患双方权利、义务和职责的一致。最后，知情同意可以减少民事和刑事法律责任。知情同意还在于它不仅是程序，还在于给病人提供知情同意的机会，未经病人允许而在其身上采用医疗措施，特别是有伤害的医疗手段，医生不仅要负道德责任，有时还要负法律责任，总之，无视知情同意原则一是不道德，二是会触犯法律。

三、签署包虫病防治项目的知情同意原则

（一）依赖于防治对象的状况原则

防治对象是否具有知情同意的能力以及意愿也非常重要。防治对象的文化水平影响其对医疗信息的接收和理解。

（二）依赖于防治对象知识结构原则

包虫病防治工作具有很强的专业性和技术性，不用说普通大众，即使是文化水平较高的人，若不具备相当程度的医学知识，也很难对这种纯技术性的决定做出独立自主的同意。针对这种情况，我们可以将专业内容转化为调查对象易于理解的、通俗易懂的语言文字进行宣传教育。

（三）有利于人、尊重人和公正原则

在具体工作和对这样的伦理学原则的应用中，我们应该考虑实际的和符合社会经济文化特征的方法。

四、防治项目的知情同意内容

（一）为什么要实施包虫病防治项目？

包虫病是国家法定传染性疾病，其传播与人的生产、生活习惯密切相关，是我国西部地区重要的公共卫生问题。在包虫病高发流行区实行以传染源控制、包虫病病人治疗、健康教育为主的防治措施，降低人群感染和患病的风险因素，及时发现患者，给予免费治疗，对提高病区人群的健康水平、增强病区人群的防病意识、改变病区人群的高危行为具有重要的意义。

（二）防治项目涉及哪些检查项目？

对流行区人群进行包虫病病人的筛查，需要进行影像学和免疫学检查，确定包虫病病人的患病类型，进行药物治疗。

（三）化学治疗的药物种类和疗程？

包虫病病人的化学治疗药物为阿苯达唑，其剂型为片剂和乳剂，疗程长短依具体病例服药后随访结果而确定。

（四）化学治疗有何反应？

治疗反应的分类：

1.轻度反应：有头痛、头晕、食欲不振、恶心、皮肤瘙痒、肝区疼痛，血清ALT和AST轻度升高（<100 U），ALP、γ-GT轻度升高，或总胆红素轻度升高。

2.中度反应：除上述症状外，有明显脱发、呕吐、不能进食，较重的头痛和

头晕。ALT、AST升高>100 U或ALP、γ-GT明显升高。

3.严重反应：除前述症状外，出现厌食、贫血、水肿、黄疸、器官衰竭等，血清肝酶和胆红素明显升高，伴有白蛋白降低，球蛋白升高，有时出现蛋白尿和肌酐升高。

（五）如何处理不良反应？

轻度反应的患者一般不需处理，症状明显者可对症治疗。血清肝酶升高时可给予联苯双酯、肌苷等，同时补充维生素，如复合维生素B、维生素C、施尔康等。中等反应的患者主要是顽固的恶心、呕吐，往往被迫停药。为了坚持治疗，应给予适当处理，可使用能量合剂+细胞色素C+维生素C+10%葡萄糖水静滴，维生素B_6注射，如ALP和γ-GT升高可用还原型谷胱甘肽注射。如果治疗数日后症状仍不缓解，可适当降低阿苯达唑乳剂的剂量，但成人至少应维持8 mg/(kg·d)的剂量。出现严重反应时，应立即停药。给予强力宁+维生素C+10%糖水为一组、能量合剂+细胞色素C+10%糖水为一组分别静滴，同时给予还原型谷胱甘肽注射，口服联苯双酯、肌苷、复合维生素B等。严密观察病情并根据临床需要给予其他对症治疗。经2周以上时间治疗，症状明显缓解或消退后至少再休息1个月。可在医生观察下按8～10 mg/(kg·d)的剂量给予治疗，如无反应，可继续长期治疗。

第七节 包虫病诊断标准

一、范围

1.本标准规定了囊型包虫病和泡型包虫病的诊断依据、诊断原则、诊断标准和鉴别诊断。

2.本标准适用于各级疾病预防控制和医疗机构对两型包虫病的诊断。

二、术语和定义

下列术语和定义适用于本标准。

（一）包虫病hydatidosis/hydatid disease

包虫病是棘球蚴病（echinococcosis）的俗称，是由棘球绦虫的幼虫寄生于人体引起的人兽共患寄生虫病。在我国主要有细粒棘球绦虫（echinococcus granulosus）的幼虫引起的囊型包虫病（cystic echinococcosis）和多房棘球绦虫（echinococcus multilocularis）的幼虫引起的泡型包虫病（alveolar echinococcosis）。

（二）包虫病流行区 hydatidosis endemic areas

存在着细粒棘球绦虫或多房棘球绦虫在犬、狐和狼等犬科动物终宿主和羊、牛和猪等家畜及野生动物中间宿主之间的循环并出现人类感染病例的地区。

三、诊断依据

（一）流行病学史

有在流行区的居住、工作、旅游或狩猎史，或与犬、牛、羊等家养动物或狐、狼等野生动物及其皮毛的接触史；在非流行区有从事对来自流行区的家畜运输、宰杀、畜产品和皮毛产品加工等接触史。

（二）临床表现

包虫病病人早期可无任何临床症状，多在体检中发现。主要的临床表现为棘球蚴囊占位所致压迫、刺激或破裂引起的一系列症状。囊型包虫病可发生在全身多个脏器，以肝、肺多见。泡型包虫病原发病灶几乎都位于肝脏，就诊病人多属晚期（见附录A）。

（三）影像学检查

1.发现占位性病变。

2.下列任一检查发现包虫病的特征性影像（见附录B）。

（1）B超扫描。

（2）X射线检查。

（3）计算机断层扫描（CT）或磁共振成像（MRI）检查。

（四）实验室检查

1.下列任何免疫学检查查出包虫病相关的特异性抗体或循环抗原或免疫复合物（见附录C）。

（1）酶联免疫吸附试验（ELISA）。

（2）间接红细胞凝集试验（IHA）。

（3）PVC薄膜快速ELISA。

（4）免疫印迹技术（Western blot，WB）。

2.病原学检查，在手术活检材料、切除的病灶或排出物中发现棘球蚴囊壁、子囊、原头节或头钩（见附录D）。

四、诊断原则

根据流行病学史、临床表现、影像学检查和实验室检查结果综合诊断。

五、诊断标准

（一）疑似病例

应同时符合三（一）和三（二）或三（一）和三（三）1。

（二）临床诊断病例

疑似病例符合三（三）2或三（四）1。

（三）确诊病例

临床诊断病例符合三（四）2。

六、鉴别诊断

（一）肝囊型包虫病的鉴别诊断

1.肝囊肿

影像学检查显示囊壁较薄，无“双层壁”囊的特征，并可借助包虫病免疫学检查加以区别。

2.细菌性肝脓肿

无棘球蚴囊的特征性影像，CT检查可见其脓肿壁外周有低密度水肿带；全身中毒症状较重，白细胞数明显升高；包虫病免疫学检查阴性。

3.右侧肾盂积水和胆囊积液

除无棘球蚴囊的影像学特征外，包虫病免疫学检查阴性。

（二）肝泡型包虫病的鉴别诊断

1.肝癌

病变发展速度快，病程相对短。典型的影像学检查显示病灶周边多为“富血供区”；肝泡型包虫病病灶周边则为“贫血供区”，病变的实变区和液化区并存，而且病灶生长相对缓慢，病程较长。借助甲胎蛋白（AFP）和肿瘤相关生化检测以及包虫病免疫学检查可有效地鉴别。

2.肝囊性病变

包括先天性肝囊肿和肝囊型包虫病，若肝泡型包虫病伴巨大液化坏死腔，亦可误诊为肝囊肿，甚至肝囊型包虫病。肝泡型包虫病在影像学除了显示液化腔隙外，B超显示其周边形态为不规则室腔壁高回声或“地图征”，先天性肝囊肿的囊壁较薄，周边呈正常肝组织影像。应用泡型包虫病特异性抗原可鉴别肝囊型包虫病和肝泡型包虫病。

3.细菌性肝脓肿

无棘球蚴囊的特征性影像，CT检查可见其脓肿壁外周有低密度水肿带；全身中毒症状较重，白细胞数明显升高；包虫病免疫学检查阴性。

附录A（资料性附录）
流行病学及临床表现

一、流行病学

包虫病（棘球蚴病）呈全球性分布。重要流行国家有东亚的中国、蒙古；中亚的土耳其、土库曼斯坦；西亚的伊拉克、叙利亚、黎巴嫩；南美的阿根廷、巴西、智利；大洋洲的澳大利亚、新西兰；以及非洲北部、东部和南部的一些国家。

在我国以囊型包虫病为主，主要流行于西北的牧区和半农半牧区，家犬是主要的传染源和终宿主（棘球绦虫病）。我国是世界上包虫病高发的国家之一，其中以新疆、西藏、宁夏、甘肃、青海、内蒙古、四川等7省（区）最严重。泡型包虫病又被称为“虫癌”，是高度致死的疾病，分布范围稍小，多见于青海、西藏、甘肃、四川、新疆、宁夏的部分地区。

包虫病可分为囊型包虫病和泡型包虫病两种类型，分别由细粒棘球蚴绦虫和多房棘球绦虫的幼虫引起，是重要的人兽共患寄生虫病。作为终宿主的家犬排出成熟节片及大量虫卵时，污染草地、水源、家居环境或附着在其皮毛上，食草动物和人因食入虫卵而被感染。

二、临床表现

早期可无任何表现，多在体检时发现。主要的临床表现为棘球蚴囊占位所致压迫、刺激或破裂引起的一系列症状。囊型包虫病可发生在全身多个脏器，以肝、肺多见。泡型包虫病原发病灶几乎都位于肝脏。

（一）肝囊型包虫病

1.棘球蚴囊占位性表现

病人出现肝大、右上腹部包块，可有肝区隐痛、上腹饱胀感、消化不良、消瘦、贫血和门静脉高压等表现。肝区持续钝痛及叩痛。肝顶部棘球蚴囊合并感染后炎症累及膈肌及胸膜会产生粘连、炎症浸润及右胸腔积液。

2.棘球蚴囊破裂的表现

破入腹腔最为常见，并引起腹腔继发性包虫病。多数病人可产生过敏反应，表现出皮肤红斑、瘙痒、荨麻疹、恶心、胸闷等现象，少数会有严重的过敏性休克。病人可突然地出现上腹部疼痛，可累及全腹，类似消化道穿孔的表现，但数十分钟后可自行缓解甚至消失。体检时病人仅上腹部有压痛，其他部位无明显肌紧张，但如果是合并感染或胆瘘的棘球蚴囊破裂，则腹膜刺激征比较明显。过敏性休克常为棘球蚴囊破裂的严重后果，也是导致病人死亡的主要原因之一。

（二）肝泡型包虫病

主要为上腹部隐痛，有时伴有腹绞痛和寒战高热等感染症状；肝大或在肝区有明显肿块，肝脏质地坚硬，有时可触及硬结节；有不同程度的胆汁淤积性黄疸，门静脉高压征。泡球蚴具有“类肝癌”样浸润性生长的特点，可发生转移并出现转移病灶所在脏器的症状。主要的并发症是因胆道系统阻塞、感染而致的败血症或中毒性休克，肝功能损害，直至肝衰竭或多器官功能衰竭而死亡。

（三）肺囊型包虫病

可出现胸部隐痛、胀痛或刺激性咳嗽，巨大囊型包虫病可引起压迫性肺不张，重者胸闷、气促，甚至呼吸困难。合并感染时可出现肺脓肿症状，发热，胸痛、咳嗽咳脓痰，伴有支气管瘘者，脓痰中带有囊碎屑，重者咯血。合并破裂者若穿入支气管，则引起剧烈咳嗽，咯出大量水样囊液，其内带有内囊碎片，重者窒息死亡。个别病人偶尔咳出全部棘球蚴囊内容物，外囊塌陷闭合，而获痊愈。但大多数难以完全咳出，囊腔继发感染，周围肺实质发生慢性炎症，宜手术治疗。若穿入胸膜腔，发生液（脓）气胸，随后继发多发性胸膜囊型包虫病。

（四）其他部位包虫病

囊型包虫病可发生在腹腔和盆腔、脾、肾、脑、骨、纵隔、心脏、肌肉和皮肤、膀胱、卵巢、睾丸、眼等部位，泡型包虫病可发生肺、脑等部位的转移，并出现相应部位的占位性局部压迫、刺激或过敏反应等临床症状和体征。少数病人可同时存在2种棘球蚴混合感染。个别泡型包虫病病人可出现寄生虫性栓塞。

附录B（规范性附录）
包虫病的特征影像

一、包虫病的B超特征影像

（一）囊型包虫病的B超影像学诊断与分型

囊型包虫病在B超影像中分为六型，即囊型病灶（CL型）、单囊型（囊型包虫病Ⅰ型）、多子囊型（囊型包虫病Ⅱ型）、内囊破裂型（囊型包虫病Ⅲ型）、实变型（囊型包虫病Ⅳ型）和钙化性（囊型包虫病Ⅴ型）。

1.囊型病灶

囊壁不清晰，含回声均匀内容物，一般呈圆形或椭圆形。

2.单囊型

棘球蚴囊内充满水样囊液，呈圆形或卵圆形的液性暗区。棘球蚴囊壁与肝组织密度差别较大，而呈界限分明的囊壁。本病的特异性影像为其内、外囊壁间有潜在的间隙界面，可出现“双壁征”。B超检测棘球蚴囊后壁呈明显增强效应，用探头振动囊肿时，在暗区内可见浮动的小光点，称为“囊沙”影像特征。

3.多子囊型

在母囊暗区内可呈现多个较小的球形暗影及光环，形成“囊中囊”特征性影像。B超或CT显示呈花瓣形分隔的“车轮征”或者“蜂房征”。

4.破裂型

内囊破裂：肝包虫破裂后，囊液进入内、外囊壁间，出现“套囊征”；若部分囊壁由外囊壁脱落，则显示“天幕征”，继之囊壁塌瘪，收缩内陷，卷曲皱折，漂游于囊液中，出现“飘带征”。

5.实变型

棘球蚴囊逐渐退化衰亡，囊液吸收，囊壁折叠收缩，继之坏死溶解，呈干酪样变，B超检查显示密度强弱相间的“脑回征”。

6.钙化型

包虫病病程长，棘球蚴外囊肥厚粗糙并有钙盐沉着，甚至完全钙化。B超显示棘球蚴囊密度增高而不均匀，囊壁呈絮状肥厚，并伴宽大声影及侧壁声影。

（二）泡型包虫病的影像学诊断与分型

1.浸润型

B超显示肝脏增大，探及低密度与高密度共存的回声光团，周围边界模糊，后方声束衰减。

2.病灶钙化型

多房棘球蚴在侵蚀肝组织的过程中，泡型包虫病病灶中发生钙盐沉积，早期即出现点状钙化颗粒，随着病程延长，钙化颗粒融合成絮状或不规则的大片钙化灶。B超显示在肝内探及低中密度占位病变，内有散在钙化点或不规整的大片钙化强回声光团伴声影。

3.病灶液化空洞型

多房棘球蚴增殖成巨块病灶，其中心部因缺血坏死，液化成胶冻状，形成形态不规整的坏死液化空腔。B超显示在不均质强回声光团内出现形态不规则、无回声的大块液性暗区，后方回声增强，呈“空腔征”。

（二）X射线包虫病的特征影像

1.肺囊型包虫病

直径小于2 cm的棘球蚴囊为密度较低、边缘粗糙、模糊不清的球形阴影。较大的棘球蚴囊轮廓清晰，边缘整齐，界限锐利，密度均匀，圆形、卵圆形或有切迹呈分叶状、单发或多发的孤立的囊性阴影。由于棘球蚴囊的挤压可出现气管、心脏的移位。肺下叶的棘球蚴囊可出现随呼吸而变形的特征（包虫呼吸征）。

2.肝囊型包虫病

腹部平片显示肝脏轮廓增大，肝顶部棘球蚴囊使右膈隆起或突入胸腔。较大的棘球蚴囊可使膈肌升高，呼吸移动度减小，甚至挤压心脏使心脏左移。肝中下部的棘球蚴囊使膈肌抬高不明显，在肝下缘可见密度较高的半球形阴影。棘球蚴囊钙化时可见钙化影。

三、包虫病的计算机断层扫描（CT）特征影像

（一）肝囊型包虫病

较大的棘球蚴囊肝脏轮廓扩大，在肝实质内显示大小不等的类球形囊状占位阴影。内囊壁光滑，厚度为1～3 mm，CT值为30～40 Hu。囊内充满液体，呈水样密度，CT值为10～20 Hu。外囊壁较厚，厚度为3～8 mm，可显示双壁征，CT值为30～50 Hu，界线清楚，加强扫描时周围肝组织密度增加而棘球蚴囊密度不增加，显示边界明显，可与血管瘤、肝癌鉴别。子囊液的密度低于母囊液的密度，含有子囊时，显示有密度略低的多个较小的圆形低密度影。过多的子囊可充满母囊，相互挤压呈方形、菱形或呈蜂房状。钙化的外囊呈不规则的“蛋壳”状结构，亦可呈斑块状、条状或整个棘球蚴囊全部钙化，CT值>60 Hu。内囊破裂后，囊壁塌陷形成各种不规则的图像。由于包虫死亡，囊液吸收浓缩，类似干酪样变并含有变性的子囊，CT值增高而不均匀，近似实质性肿瘤影像，但CT增强扫描时不出现强化。位于肝顶部或边缘的棘球蚴囊可出现球形或半弧形凸出的边缘。

（二）肝泡型包虫病

CT扫描可见形态不规整、不均匀低密度阴影，密度低于肝组织，增强扫描病灶无强化效应，形成具有“贫血供区”特征，可与血管瘤、肝癌病灶的“富血供区”鉴别；并可见泡型包虫病向边缘扩张而形成的低密度的“浸润带”，退行性渐变过程中伴有钙盐沉积，呈现“钙化带”；显示呈高密度钙化病灶内出现低密度积液腔，大小不一，形态不规整，液化区周围是钙化壁形成的“岩洞征”，液化区边缘大，钙化影可伸入液化区内则呈现“半岛征”。泡型包虫病持续向周边肝组织侵蚀繁衍，形成“小泡征”，提示为新鲜病灶，增强扫描病灶无强化效应。病灶内出现多个同心圆状细颗粒钙化影是泡型包虫病的特征性CT表现。

四、包虫病的磁共振成像（MRI）特征影像

T1、T2加权像均呈低信号的不规则病灶，内部坏死形成液化灶，病灶周边的新生小囊仍生存、繁衍、扩展，侵蚀肝组织，呈现“晕带征”。由于腔壁是由肥厚的纤维组织构成边界，形态不规整，MRI检查可显示腔壁T1WI和T2WI均呈较低信号、外周浸润带呈低信号的“地图征”。

附录C（规范性附录）
免疫学诊断方法

人体包虫病免疫学诊断方法有间接红细胞凝集试验（IHA）、酶联免疫吸附试验（ELISA）、PVC薄膜快速ELISA等。其中，以ELISA法最为常用且较敏感。现有的包虫病免疫学试验方法在敏感性和特异性方面存在很大的差异。试验结果受许多因素的影响：抗原的性质和质量；检测用的试验系统；棘球蚴囊的数量、部位和活力；不同地理虫株差异；个体免疫应答反应的差异等。约10%～40%的手术确诊的包虫病患者用目前已知的抗原检测不到特异性抗体。本规范中列出了国内外普遍应用的一些方法。

一、抗原制备

（一）囊液粗抗原

完整的棘球蚴组织表面清洗干净消毒后，无菌抽取囊液（宜使用无化脓和无钙化的可育囊）。将囊液经5000 r/min离心20 min，上清液冻存备用。

（二）纯化抗原

可用磷钨酸、氯化镁沉淀法对棘球蚴囊液抗原进行部分纯化。取20 mL离心后的囊液上清，加入2 mol/L $MgCl_2$和4%磷钨酸（用NaOH调节pH至7.5～7.6）各1.2 mL；室温搅拌5 min，5000 r/min离心30 min；将沉淀用0.02 mol/L pH7.2 PBS溶解；4 ℃透析24 h，测定蛋白浓度，-20 ℃冻存。

二、酶联免疫吸附试验（ELISA）

（一）抗原

囊液粗抗原、纯化抗原、特异性抗原。

（二）操作方法

1.抗原包被

用0.05 mol/L pH9.6碳酸盐缓冲液稀释抗原至工作浓度，每孔加入100 μL，置温盒4 ℃过夜。次日，倾去抗原，用含0.05%吐温-20的磷酸盐缓冲液（0.02 mol/L pH7.4 PBST）洗涤3次，每次3 min，拍干。

2.加待检血清

血清用含3%BSA的PBST 1∶200稀释，每孔加入100 μL，每板应设参考阳性1孔，参考阴性3孔及PBS对照1孔。置温盒，37 ℃ 1 h，取出倾去血清，同前洗涤3次。

3.加酶标记第二抗体

加入工作浓度的辣根过氧化物酶（HRP）标记的抗人IgG 100 μL，37 ℃，1 h，倾去第二抗体，同前洗涤。

4.加底物显色

加邻苯二胺（OPD，橙红色）或四甲基胺/四甲基联苯胺硫酸盐（TMB/TMBS，蓝色）底物溶液100 μL，37 ℃，30 min。

5.加终止液

加入2 mol/L H_2SO_4 50 μL终止反应。

（三）结果判断

在酶标仪上读取492 nm（OPD）或450 nm（TMB/TMBS）吸光值，以待测样本（S）对阴性对照血清（N）的S/N≥2.1为阳性临界值。

三、间接红细胞凝集试验（IHA）

（一）红细胞醛化

1.从绵羊颈静脉无菌采血100 mL，加入200～400 mL阿氏液（400 mL

三蒸水中溶解葡萄糖 8.2 g、NaCI 1.68 g、柠檬酸三钠 2.4 g 和柠檬酸 0.22 g，调 pH 至 6.1，高压或过滤除菌）中，混匀抗凝。3000 r/min 离心 15 min，弃上清。

2. 用生理盐水洗涤红细胞 3 次，同上离心。沉淀中加入 50 mL 生理盐水和 100 mL PBS（0.15 mol/L，pH8.0）混匀。

3. 加入经 10% Na_2CO_3 中和的戊二醛 300 mL（10% Na_2CO_3 75 mL 与 25% 戊二醛 225 mL 混合）于磁力搅拌器 4 ℃缓慢搅拌 24 h。

4. 离心弃上清，沉淀用生理盐水洗涤 5 次。最后，将红细胞沉淀用含 0.1% NaN_3 的生理盐水配成 10% 细胞悬液，4 ℃保存。

（二）红细胞致敏

1. 将 10% 戊二醛醛化的绵羊红细胞 20 mL 用生理盐水 300 mL 洗 3 次（3000 r/min，5 min），红细胞压积约为 2 mL。

2. 加入生理盐水 98 mL，将红细胞配成 2% 悬液 100 mL。

3. 与 1∶10000 鞣酸 100 mL 混合，于 37 ℃水浴 30 min，每 10 min 混旋一次。

4. 同步骤 1 离心洗 3 次，弃上清。

5. 沉淀加入生理盐水 198 mL，将鞣化红细胞配成 1% 悬液 200 mL。

6. 与稀释好的囊液抗原 200 mL 混合，37 ℃水浴 30 min，每 10 min 混旋一次。

7. 离心弃上清，用 1% 兔血清 PBS（0.15 mol/L pH 7.2 PBS）洗 3 次，弃上清。

8. 用 10% 兔血清 PBS 18 mL 将红细胞配成 10% 致敏红细胞 20 mL。置 4 ℃冰箱保存。

（三）操作方法

1. 准备抗原：用 0.15 mol/L pH7.2 PBS 将 10% 致敏红细胞保存液稀释至 1% 备用。

2. 血凝板每孔加入 25 μL PBS。

3. 第一孔加入待检血清 25 μL，用移液器或稀释棒从第一孔开始逐孔向后稀释。

4. 每孔加 1% 致敏红细胞 25 μL，振荡混合 3 min，置 37 ℃反应 1 h，判定结果。

5. 对照设置：每批试验均应设置阳性对照、阴性对照和红细胞对照（红细胞对照孔只有 PBS 和致敏红细胞）。

（四）结果判断

1.阴性反应

红细胞全部沉入孔底呈点状，边缘光滑。

2.阳性反应

++++：100%红细胞凝集；+++：75%红细胞凝集；++：50%红细胞凝集；+：25%红细胞凝集。

以血清1∶128稀释出现阳性反应者（++）判为血清抗体阳性。

四、PVC薄膜快速ELISA

（一）抗原

囊液粗抗原、纯化抗原、特异性抗原。

（二）操作方法

1.取已包被好抗原的PVC薄膜软板，编号，用PBST洗1次，然后每孔加PBST 200 μL。

2.加待检血清及参考血清（每板作阴性对照一孔、阳性对照一孔）每孔10 μL，混匀，置湿盒37 ℃ 5 min。倾去血清，用PBST连续洗8次，甩干。

3.加酶标抗体

每孔加工作浓度酶标抗体200 μL，37 ℃ 5 min，同上洗涤8次，再加蒸馏水洗一次，甩干。

4.加底物显色

每孔加TMB底物200 μL，反应5～10 min（TMB底物溶液的制备：TMB 50 mg溶于10 mL二甲基亚砜中作为母液，4 ℃保存。用前取母液1 mL+pH 5.0柠檬酸缓冲液50 mL+30% H_2O_2 8 μL）。

（三）结果判断

参照阴性对照及阳性对照，用目视法判断结果。阴性基本无色，阳性为鲜蓝色。

五、免疫印迹技术（Western blot，WB）

（一）抗原膜制备

囊液粗抗原、原头节粗抗原或特异性纯化抗原进行常规SDS-PAGE凝胶电泳，分离胶浓度为15%，抗原蛋白经SDS-PAGE电泳分离后，再转移到硝酸纤维膜上。经Ponceau S染色，标记标准相对分子质量位置。将抗原膜用封闭液（3%脱脂奶粉，0.15 mol/L NaCl，0.05 mol/L Tris-

HCl，pH 7.4，0.02%吐温-20）封闭1 h后将膜裁成宽2～3 mm的膜条备用。此抗原膜条，可夹在PBS湿滤纸中封于塑料袋内，4 ℃保存备用。若置于低温冰箱中，可长期保存。

（二）操作方法

1.将抗原膜置于反应槽中，加入用封闭液（3 %脱脂奶粉，0.15 mol/L NaCl，0.05 mol/L Tris-HCl，pH 7.4，0.02%吐温-20）1∶100稀释的待检血清，每批试验应设参考阳性对照、阴性对照和PBS对照。室温振摇2 h（4 ℃可过夜）。次日，用上述封闭液洗4次，每次5 min。

2.加入工作浓度的辣根过氧化物酶（HRP）标记的抗人IgG，室温2 h，同前洗涤。

3.加入二氨基联苯胺（DAB，棕色）显色至清晰后，蒸馏水终止反应，将反应膜干燥保存。

（三）判读结果

细粒棘球蚴特异性反应条带：8000、16000、20000～24000（AgB）和38000（Ag5）。

多房棘球蚴特异性反应条带：18000（Em18）、54000（Em2）和220000（EmAP）。

六、循环抗原检测（circulating antigen，cAg）

（一）特异性单克隆或多克隆抗体的制备

1.用粗抗原或特异性抗原免疫Balb/c小鼠，按常规方法进行细胞融合、阳性细胞克隆筛选和鉴定，将分泌特异性单克隆抗体的细胞株腹腔注射小鼠，获得单克隆抗体腹水。

2.用粗抗原或特异性抗原免疫兔，获得高效价的多克隆抗体。

3.建立可检测粗抗原或特异性抗原的敏感的双抗体夹心ELISA方法。

4.用建立的双抗体夹心ELISA反应系统检测病人血清中的cAg。

（二）循环抗原检测

1.将特异性单克隆抗体或多克隆抗体用0.05 mol/L pH9.6碳酸盐缓冲液稀释至工作浓度包被酶标板，每孔100 μL，4 ℃过夜后用PBST洗板3次。

2.每孔加入含3%BSA的PBST 100 μL，于37 ℃封闭1 h，洗板3次。

3.待检血清用上液1∶2稀释，每孔加100 μL，37 ℃温育1 h，洗板3次。

4. 加工作浓度的酶标记第二抗体（特异性单抗或多抗）100 μL 37 ℃ 1 h后，洗板3次。

5. 加邻苯二胺（OPD，橙红色）或四甲基胺/四甲基联苯胺硫酸盐（TMB/TMBS，蓝色）底物溶液100 μL，37 ℃，30 min。

6. 加入50 μL 2 mol/L H_2SO_4，终止反应。

7. 酶标仪测各孔吸光值。

8. 对照设置和结果判定：每板设阳性对照1孔（1 μg/mL抗原100 μL），阴性血清对照3孔，以阴性对照OD均值+3SD或S/N≥2.0为阳性临界值。

七、循环免疫复合物检测（circulating immune complex，CIC）

（一）检测CIC中的循环抗原

1. 用0.01 mol/L pH8.4硼酸盐缓冲液将PEG6000配成7%溶液，取此液100 μL加等量1∶2待检血清混合置室温下1 h后，5000 r/min离心1 h。

2. 吸去上清液，在沉淀中加含有8 mol/L尿素的0.05 mol/L pH9.6碳酸盐缓冲液0.5 mL，溶解沉淀物。

3. 用此液包被酶标板每孔100 μL，每份标本包被2孔，4 ℃过夜后，洗板3次（阳性对照及阴性对照同样处理）。

4. 每孔加含有2% BSA的PBST 100 μL，37 ℃封闭1 h，洗板3次。

5. 加入HRP标记的工作浓度特异性单抗或多抗100 μL，37 ℃下1 h后洗板3次。

6. 加邻苯二胺（OPD，橙红色）或四甲基胺/四甲基联苯胺硫酸盐（TMB/TMBS，蓝色）底物溶液100 μL，37 ℃，30 min。

7. 加入2 mol/L H_2SO_4 50 μL终止反应。

8. 酶标仪测各孔吸光值。

9. 对照设置和结果判定：每板设阳性对照1孔（1 μg/mL抗原100 μL），阴性血清对照3孔，以阴性对照OD均值+3 SD为阳性临界值。

（二）检测CIC

1. 特异性抗体的制备同附录C.六（一）。

2. 将特异性单克隆抗体或多克隆抗体用0.05 mol/L pH9.6碳酸盐缓冲液稀释至工作浓度包被酶标板，每孔100 μL，4 ℃过夜后用PBST洗板3次。

3. 每孔加入含3% BSA的PBST 100 μL，于37 ℃封闭1 h，洗板3次。

4.待检血清用上液1∶20稀释，每孔加100 μL，37 ℃温育1 h，洗板3次。

5.加工作浓度的酶标记抗人IgG或IgM 100 μL 37 ℃ 1 h后，洗板3次。

6.加邻苯二胺（OPD，橙红色）或四甲基胺/四甲基联苯胺硫酸盐（TMB/TMBS，蓝色）底物溶液100 μL，37 ℃，30 min。

7.加入2 mol/L H_2SO_4 50 μL终止反应。

8.酶标仪测各孔吸光值。

9.对照设置和结果判定：每板设阳性对照1孔（人工复合物），阴性血清对照3孔，以阴性对照OD均值+3SD或S/N≥2.0为阳性临界值。

附录D（规范性附录）
寄生虫学和病理组织学检查

一、细粒棘球蚴

呈囊状，内含液体，圆形或卵圆形、多为单囊，直径由不足1 cm至10 cm以上，巨大的虫体直径可达30 cm。组织学检查可见囊壁分为两层：外层为角皮层；内层为生发层，生发层向内长出许多原头节或生发囊。

肺包虫患者在棘球蚴囊破裂后，可咳出含棘球蚴囊壁、子囊、原头节和顶突钩的痰液。肉眼即可识别棘球蚴囊壁和子囊，但仍应进行组织学检查。痰液可直接涂片镜检。最好将痰液稀释后离心，取沉渣镜检。肝包虫病患者可应用B超引导下的细针穿刺检查，或手术摘除棘球蚴后取材做检查。

二、多房棘球蚴

典型的多房棘球蚴是由无数直径小于1 mm至30 mm不规则的棘球蚴囊组成泡状结构。由于变性坏死，在病灶的中心区常形成充满坏死组织的液化腔。显微镜检查，可见较薄的PAS阳性的角皮层，生发层常不易辨认。感染人体的多房球球蚴很少形成育囊和原头节。泡球蚴的内部为坏死组织区，外部有组织细胞和淋巴细胞浸润。泡球蚴周围有慢性炎症反应、组织纤维化和钙化。由于组织纤维化使泡球蚴变得致密和坚硬。

参考文献

1.Eckert J, Gemmell M A, Meslin F X, et al. WHO/OIE Manual on Echinococcosis in Humans and Animals: a Public Health Problem of Global Concern[M]. Pawowski World Organization for Animal Health (Office International des Epizooties) and World Health Organization, 2001(Reprinted: January 2002).

2.Craig P, Pawlowski Z. Cestode Zoonoses: echinococcosis and cysticercosis. An emergent and global problem[M]. Amsterdam: IOS Press,2002.

3. Oriol R, Williams J F. Purification of lipoprotein antigens of Echinococcus granulosus from sheep hydatid fluid [J]. Am J Trop Med Hyg, 1971, 20: 569-574.

4.Gottstein B, Eckert J, Fey H. Serological Differentiation between Echinococcus granulosus and Echinococcus multilocularis infections in Man[J]. Parasitol Res, 1983, 69: 347-356.

5. Ito A, Nakao M, Kutsumi H. Serodiagnosis of alveolar hydatid disease by Western Blotting[J]. Trans R Soc Trop Med Hyg,1993, 87: 170-172.

6.Jiang L, Wen H, Ito A. Immunodiagnostic differentiation of alveolar and cystic echinococcosis using ELISA test with 18-kDa antigen extracted from Echinococcus protoscoleces[J]. Trans Roy Soc Trop Med Hyg,2001, 95(3): 285-288.

第三章　项目实施

第一节　山丹县包虫病防治项目实施方案

为进一步加强我县包虫病防治工作，有效控制包虫病流行，根据《甘肃省2008年包虫病防治项目管理方案》的要求，结合我县实际情况，制定本方案。

一、防治工作原则

坚持预防为主、防治结合、普查普治、依法防治、政府主导、部门配合、全社会共同参与的原则。

二、目标

1.开展有针对性的健康教育，使农牧民群众对包虫病及其危害的知晓率有一定提高，逐步改变不良生活习惯，培养健康的生产、生活方式。

2.开展医疗机构住院病例个案流行病学调查，掌握包虫病流行状况。

3.通过开展重点人群宣传免费救治信息工作，加大病人发现力度，对发现的包虫病病人开展药物或手术治疗，改善患者生活质量。

4.对从事包虫病防治和诊疗的专业人员集中进行培训，提高防治人员的业务水平及防治能力。

5.开展传染源犬的管理和驱虫，使家（牧）犬驱虫覆盖率达到80%以上。

6.对怀疑为包虫病的人群进行B超检查，并对确诊病人给予药物治疗，保证全程治疗率达到60%以上。

三、范围及内容

（一）范围

全县3镇5乡和中牧马场4个分场。

（二）内容

1.健康教育

加强包虫病防治知识的宣传教育，提高各级干部、群众对包虫病及其危害的认识，引导农牧民群众改变不良生产、生活方式，提高农牧民群众防病意识和自我保护能力。针对重点人群，利用科技、教育、卫生“三下乡”，医务工作者下乡，群众集会等有利时机进行宣传、教育，大力宣传包虫病防治信息，从而提高群众防病意识和自我保护能力，鼓励群众积极参与、支持和配合包虫病防治，为包虫病防治工作营造一个良好的社会氛围和舆论氛围。

健康教育工作要求：

（1）采取举办培训班、业务学习等方式，在全县医务人员中普及包虫病防治知识；

（2）对乡（镇）、村干部进行针对性的宣传，提高他们的包虫病知识知晓率，调动他们主动参与和组织配合调查及宣传的意识；

（3）对中小学生重点宣传包虫病基本防治知识，养成饭前洗手、不养狗的良好卫生习惯。

2.人群包虫病查治

在全县范围内开展人群包虫病B超普查，对疑似患者采用血清方式辅助诊断，对检查人群进行询问登记，做到早发现、早诊断、早治疗，提高包虫病的治愈率和患者的生存率。全县每年接受药物治疗的病人不少于100例，手术治疗不少于5例。

3.传染源犬的调查和管理

在各乡（镇）采用随机抽查法抽取1～2个村，根据驱虫登记卡，每村抽取50～100户养犬户，每户取1份粪样，全县采集犬粪不少于1200份，送市疾控中心ELISA方法检测犬粪棘球绦虫抗原，并计算粪抗原阳性率。

在全县范围内对13000只家（牧）犬驱虫覆盖率达80%以上，并登记挂牌管理，驱虫后的犬粪进行无害化处理。

4.家畜感染情况的调查

羊为主要畜种，全县每年在屠宰场检查羊数不少于500只，分别记录羊的齿龄和所在乡（镇）名，检查叶肝、肺的表面，触摸脏器实质内有无囊状物或硬结，对发现的囊状物或硬结进行剖检和鉴别，记录棘球蚴囊的数量，并计算感染率。

四、项目执行时间

于2008年4月底开展工作，10月底完成总结报告省地方病防治办公室和省疾控中心。

五、项目的组织实施

（一）加强组织领导，确保项目顺利实施

为确保我县2008年包虫病防治项目的顺利实施，成立以主管副县长为组长，卫生局局长、畜牧局局长为副组长，财政、公安、工商、教育、广电等部门领导为成员的领导小组。进一步明确工作目标、工作任务、具体措施和进度要求，将具体工作落实到人、责任到人，以确保项目工作取得实效。

（二）病人管理

1.乡（镇）医疗机构负责病人的发现和上报工作，县疾控中心及县医院负责包虫病病人的诊断和治疗工作，对新发现的包虫病病人，免费提供阿苯达唑乳剂；对正在接受药物治疗的包虫病病人，进行影像学复查，评价疗效，确定需继续采用药物治疗的，免费提供阿苯达唑乳剂（药物由疾控中心免费提供）。对新发的包虫病病例，应及时进行个案流行病学调查，掌握、了解包虫病患者一般情况、住址及患病情况。

2.县疾控中心负责病人的疗效督导，每半月进行一次疗效追踪调查，并提供相关健康咨询。

（三）家（牧）犬驱虫管理

各乡（镇）政府负责组织协调和宣传动员，完善乡（镇）、村兽医体系，用免费驱虫药物“吡喹酮”落实犬只驱虫措施，驱虫时看药下肚。

六、项目督导

1.为保证项目工作质量和防治效果，制定了严格的质量控制和考核评估办法，并将此项工作纳入各级医疗机构年度工作考核目标。

2.项目执行过程中，由县疾控中心负责收集、分析项目相关信息和资料；同时，按项目规定及时将防治报表（表3-1）和项目进展情况逐级上报至省疾控中心寄生虫防治科。

表3-1 2008年包虫病防治项目各乡(镇)工作任务量分配表

乡(镇)	人群查病人数(人)	儿童感染情况监测(人)	病人治疗(人)		犬驱虫管理(只)		健康教育	
			药物治疗人数	手术治疗人数	检测犬数	犬驱虫只数	健康问卷	宣传标语
清泉镇	1200	75	12		100	1500	300	5
位奇镇	800	75	8		100	1300	300	5
李桥乡	800	75	8		100	1300	300	5
霍城镇	800	75	8		100	1300	300	5
马营乡	800	75	8		100	1300	300	5
陈户乡	800	75	8		100	1300	300	5
老军乡	800	75	8		100	1300	300	5
东乐乡	800	75	8		100	1300	300	5
中牧一场	800	75	8		100	1300	300	5
中牧二场	800	75	8		100	600	300	5
中牧三场	800	75	8		100	600	300	5
中牧四场	800	75	8		100	600	300	5
合计	10000	900	100	5	1200	13000	3600	60

附件二：

1.山丹县包虫病防治项目领导小组名单及成员单位职责

2.山丹县包虫病防治项目技术小组成员名单

山丹县包虫病防治领导小组成员名单

组　长：何　莉　县人民政府副县长

副组长：李振文　县政府办主任

张多仁　县卫生局局长

张仲文　县畜牧局局长

成　员：张文生　县财政局副局长

李继成　县教体局副局长

高希成　县工商局副局长

任　宏　县公安局副局长

周　波　县文广局副局长

下设办公室，办公室设在县疾控中心，由杨精锐同志任办公室主任，负责包虫病防治项目日常工作。

山丹县包虫病防治技术小组成员名单

组　长：杨精锐　县疾控中心主任

副组长：朱生荣　县兽医站站长

成　员：梁聚民　县医院院长

黄　栋　县疾控中心主管检验师

顾学海　县疾控中心医师

李祖凤　县兽医站兽医师

黄克全　县兽医站兽医师

第二节　山丹县包虫病防治项目技术方案

为了科学、规范地开展包虫病防治工作，确保《2006—2015年全国重点寄生虫病防治规划》目标的实现，特制定本方案。

一、防治工作原则

坚持预防为主、防治结合、政府主导、部门配合、全社会共同参与的原则。

二、传染源犬的管理

(一) 犬的管理和驱虫

1.登记管理

建立犬驱虫登记卡，对流行区的所有家（牧）犬应进行登记，并以村为单位对无主犬进行登记。登记的内容包括：户主姓名，犬的性别、年龄、毛色、每次驱虫的日期等。

2.犬驱虫

采用吡喹酮（规格：0.2 g/片）对所有犬进行药物驱虫。每犬每次1～2片(体重大于15 kg的犬每次2片)。

3.投药频率与方法

每月定期驱虫1次。将药物包被在犬能够吞食的饵料中，给犬喂食。确认犬吞服后在犬驱虫登记卡上进行记录。

4.驱虫后的犬粪处理

犬驱虫后5天内，收集犬粪进行无害化处理（深埋或焚烧），防止棘球绦虫卵污染环境。

5.采取多种措施控制犬的数量，有条件的地区捕杀无主犬。

(二) 犬感染情况的调查

1.抽样方法

每年4—5月份，在每个流行乡（镇）随机抽取1个行政村，采用系统随机抽样法，每个村根据犬驱虫登记卡，抽取20户养犬户，每户取1份犬粪样，共20份，不足20份者在邻近村补足。

2.检测方法

采用免疫学方法检测犬粪棘球绦虫抗原（以下简称粪抗原）阳性率，计算粪抗原阳性率。

3.统计指标

粪抗原阳性率=阳性数/检查粪样数×100%

三、家畜的管理

(一) 牲畜屠宰管理

1.屠宰场的管理

对病变脏器实施无害化处理（高温高压、焚烧或深埋），严禁出售；严禁在屠宰场内养犬，并防止犬进入屠宰场。

2.家庭和个体屠宰的管理

在目前尚不具备定点屠宰条件的地区，要教育和引导群众不用未经处理的病变脏器喂犬，可将病变脏器煮沸40 min后喂犬，也可对病变脏器焚烧或深埋。

（二）家畜感染情况的调查

1.调查方法

在以羊为主要畜种的流行县，每县每年在屠宰场检查羊数不少于500只；在以牦牛为主要畜种的流行县，每县每年在屠宰场检查牦牛数不少于300头。分别记录羊或牦牛的齿龄和所在乡（镇）名。

2.检查方法

检查每叶肝、肺的表面，触摸脏器实质内有无囊状物或硬结，对发现的囊状物或硬结进行剖检和鉴别，记录棘球蚴囊的数量，计算感染率。

3.统计指标

羊（或牦牛）感染率=棘球绦虫感染羊（或牦牛）数/检查数×100%

四、健康教育

（一）宣传对象和主要内容

1.对各级干部和宗教人士重点宣传包虫病的危害、防治知识和应采取的防控措施。

2.对中小学生重点宣传包虫病基本防治知识，养成饭前洗手、不玩狗的良好卫生习惯。

3.对屠宰人员重点宣传不用病变脏器喂犬和对病变脏器进行无害化处理等基本防治知识。

4.对农牧民重点宣传定期给犬喂药驱虫、不用生的病变脏器喂犬、主动接受医务人员的检查和治疗等基本防治知识。

（二）方式和方法

1.健康教育语言通俗化

健康教育的内容应通俗易懂，使群众易于接受和记忆。在少数民族地区注意使用民族语言和文字进行宣传。

2.健康教育媒介多样化

通过电视、广播、包虫病科普录像、小型展览、宣传画、宣传册、病畜包虫病感染脏器标本等，传播包虫病防治知识。

3.健康教育方式多样化

通过教师在中小学开设健康教育课，宣讲员在社区举办讲座，动员宗教人士在宗教活动中传播防治知识，组织流动宣传车以及与包虫病病人座谈等各种群众喜闻乐见的形式进行宣传。结合开展人群包虫病检查、治疗工作和犬的驱虫管理等防治活动，使包虫病防治知识深入每个家庭和个人。

五、病人的发现、治疗和儿童感染情况监测

（一）病人的发现

1.查病范围和覆盖率

在开展病人线索调查的基础上，以县为单位，在5年内完成辖区内所有流行乡（镇）的调查，行政村覆盖率应达到80%以上，以行政村为单位人口覆盖率应达到60%以上。

2.检查方法

根据《包虫病诊断标准（WS 257—2006）》采用B超影像学检查，对疑似者采用血清学方法辅助诊断，计算患病率。

3.统计指标

患病率=（临床诊断病例数+确诊病例数）/检查人数×100%

（二）疫情报告

各级各类医疗机构、疾病预防控制机构及其执行职务的人员（包括乡村医生和个体医生），均应按照《中华人民共和国传染病防治法》和《传染病信息报告管理规范》的规定，采用网络直报或传染病报告卡对发现的所有确诊、临床诊断和疑似包虫病病例进行报告。

（三）病人治疗

1.药物治疗

详见第三节。

2.手术治疗

对符合手术指征并愿意接受手术治疗者，可选择外科手术治疗方法，具体的治疗方案另行制定。

（四）儿童感染情况监测

1.调查对象和抽样方法

采取整群抽样的方法，在每个流行乡每2年调查1所小学全部12岁以下的学生。

2.检测方法

采集指尖、耳垂或静脉血样，采用血清学方法检测棘球蚴抗体。检测方法和试剂应相对固定。

3.统计指标

人群血清学阳性率=阳性人数/检查人数×100%

第三节　山丹县包虫病防治项目药物治疗技术方案

一、包虫病的诊断

（一）诊断标准

应同时具备以下条件：

1.有在流行区居住、工作、旅游或狩猎史，或与犬、牛、羊等家养动物或狐、狼等野生动物接触史；在非流行区有从事来自流行区的家畜运输、宰杀、畜产品和皮毛产品加工等接触史。

2.B超扫描、X射线检查、计算机断层扫描（CT）或磁共振成像（MRI）检查发现包虫病的特征性影像；或发现占位性病变并查出包虫病相关的特异性抗体或循环抗原或免疫复合物；或病原学检查发现棘球蚴囊壁、子囊、原头节或头钩等。

3.排除其他原因所致肝、肺等器官的占位性疾病。

（二）分型

1.囊型包虫病的B超影像学分型

（1）囊型病灶（CL型）：囊壁不清晰，含回声均匀内容物，一般呈圆形或椭圆形。

（2）单囊型（Ⅰ型）：棘球蚴囊内充满水样囊液，呈圆形或卵圆形的液性暗区。棘球蚴囊壁与肝组织密度差别较大，而呈界限分明的囊壁。本病的特异性影像为其内、外囊壁间有潜在的间隙界面，可出现“双壁征”。B超检测棘球蚴囊后壁呈明显增强效应，用探头振动囊肿时，在暗区内可见浮动的小光点，称为“囊沙”影像特征。

（3）多子囊型（Ⅱ型）：在母囊暗区内可呈多个较小的球形暗影及光环，形成“囊中囊”特征性影像。B超或CT显示呈花瓣形分隔的“车轮征”或者“蜂房征”。

（4）内囊破裂型（Ⅲ型）：肝包虫破裂后，囊液进入内、外囊壁间，出现“套囊征”；若部分囊壁由外囊壁脱落，则显示“天幕征”，继之囊壁塌瘪，收缩内陷，卷曲皱折，漂游于囊液中，出现“飘带征”。

（5）实变型（Ⅳ型）：棘球蚴囊逐渐退化衰亡，囊液吸收，囊壁折叠收缩，继之坏死溶解，呈干酪样变，B超检查显示密度强弱相间的“脑回征”。

（6）钙化型（Ⅴ型）：包虫病病程长，其外囊肥厚粗糙并有钙盐沉积，甚至完全钙化。B超显示棘球蚴囊密度增高而不均匀，囊壁呈絮状肥厚，并伴宽大声影及侧壁声影。

2.肝泡型包虫病分型

分型内容	病变程度
原发病灶	P_0　肝脏无可见病灶
	P_1　周围病灶，无血管和胆道累及
	P_2　中央病灶，局限在半肝内，有血管和胆道累及
有无黄疸	P_3　中央病灶侵及左、右肝脏，并有肝门部血管和胆道累及
	P_4　任何肝脏病灶伴有肝血管和胆道扩张
邻近器官累及情况	N_0　无邻近器官、组织累及
	N_1　有邻近器官、组织累及
转移病灶	M_0　无远处转移
	M_1　单个病灶远处转移

（三）鉴别诊断

1.肝囊型包虫病的鉴别诊断

鉴别病种	影像学检查	包虫病免疫学检查	血常规检查	临床表现
肝囊型包虫病	双层壁、多子囊、内囊塌陷、囊壁钙化	阳性	可有嗜酸性粒细胞数增高	局部占位、压迫症状或破裂症状，可有过敏反应
肝囊肿	显示囊壁较薄、无“双层壁”囊的特征	阴性	—	可有局部占位压迫症状
细菌性肝脓肿	无棘球蚴囊特征性影像	阴性	白细胞数明显升高	高热、寒战、肝区疼痛等全身中毒症状
右侧肾盂积水和胆囊积液	无棘球蚴囊特征影像	阴性	—	可有局部占位压迫症状

2.肝泡型包虫病的鉴别诊断

鉴别病种	临床表现	影像学检查	包虫病免疫学检查	血液检查
肝泡型包虫病	肝区不适,病程较长,晚期可出现梗阻性黄疸、门静脉高压症	病灶周边为"贫血供区",形态不规则,病灶的实变区和液化区并存,室腔壁高回声或"地图征"	阳性	可有嗜酸性粒细胞数增高
肝癌	多有肝炎病史,病变发展速度快,病程相对短	病灶周边多为"富血供区"	阴性	甲胎蛋白数升高,肿瘤相关标记物阳性
肝囊肿	可有局部占位、压迫症状	显示囊壁较薄无"双层壁"囊的特征	阴性	—

二、药物治疗

(一)治疗对象

适用于无禁忌症的肝囊型包虫病的Ⅰ—Ⅲ型、多器官包虫病、肝外包虫病患者和不宜采取外科手术根治的泡型包虫病病人。

(二)服药方法

1.阿苯达唑片剂(规格:200 mg/片),每人每天15 mg/kg体重,根据体重测算药量,早、晚2次餐后服用,连续服用6～12个月或12个月以上。

2.阿苯达唑乳剂(规格:12.5 mg/mL),每人每天0.8 mL/kg体重,14岁以下儿童每天1.0 mL/kg体重,早、晚2次餐后服用,连续服用6～12个月。

(三)禁忌症及注意事项

1.妊娠期间和哺乳期的妇女,2岁以下儿童,有蛋白尿、化脓性皮炎及各种急性疾病患者禁用。

2.有肝、肾、心或造血系统疾病、胃溃疡病史者和HIV感染者,应到县级以上医院检查后确定治疗方案。

3.有结核病的包虫病患者,应参照结核病治疗方案进行治疗,治愈后再进行包虫病治疗。

4.服药期间应避免妊娠。

(四)疗效判定

以B超影像为主,对腹部各脏器及腹腔包虫病进行疗效判定。

1.治愈

临床症状和体征消失,且B超检查具有以下特征之一:

（1）囊型包虫病：包囊消失；囊壁完全钙化；囊内容物实变。

（2）泡型包虫病：病灶消失；病灶完全钙化。

2.有效

（1）囊型包虫病：临床症状和体征改善，且B超检查具有以下特征之一者：囊直径缩小2 cm以上；内囊分离征象；囊内容物中回声增强，光点增强增多。

（2）泡型包虫病：临床症状和体征改善或B超检查具有以下特征之一者：病灶缩小；病灶未增大，回声增强。

3.无效

临床症状和体征无缓解，且B超检查显示病灶无任何变化或进行性增大。

（五）药物不良反应的处理

1.分级

（1）轻度：服药初期有轻度头痛、头晕、胃部不适、食欲不振、恶心、腹泻、皮肤瘙痒、肝区针刺样疼痛。

（2）中度：除上述反应程度加重外，出现呕吐、进食量明显减少。

（3）重度：除前述症状外，出现明显脱发、贫血、水肿、黄疸等；实验室检查出现胆红素明显升高，白蛋白降低，白细胞明显减少，有时出现蛋白尿和肌酐升高。

2.处理

（1）轻度反应的患者一般不需处理，可继续服药观察。

（2）中度反应者应暂停服药，并建议到县级以上医院确认，做血、尿常规，肝和肾功能检查后，确定治疗方案。

（3）重度反应者应立即停药，必要时送县级以上医院处理。

三、督导服药和复查

（一）督导服药

药物治疗开始后半个月必须进行一次调查，登记用药后的反应情况，对有不良反应者按照轻度、中度、重度分级进行相应处理。

（二）复查

对继续治疗者每6个月进行一次影像学复查，评价疗效，并确定下一步的治疗方案。

四、停药条件

凡符合以下条件之一，应停止服药。

（一）达到临床治愈标准者。

（二）用药后出现重度不良反应者。

（三）治疗无效或病情恶化者。

第四节　阿苯达唑治疗包虫病严重反应或偶合事件应急处置预案

第一条　制定本预案的目的

为了有效应对防治项目中患者使用阿苯达唑出现的严重反应或偶合事件（以下简称“事件”），保证防治项目的顺利开展，特制定本预案。

第二条　机构和职责

政府负责因“事件”导致死亡或者群体事件应对工作的组织协调。

卫生行政部门负责“事件”性质判断、医疗救治的组织协调。

医疗机构负责疑似“事件”的报告、紧急处置和卫生行政部门下达的其他救治措施，协助疾控机构开展调查。

疾控机构负责疑似“事件”的调查、报告和技术指导。

省、市（州）及项目县要分别建立由流行病学、临床、检验等有关人员组成的专家组。县级专家组负责辖区内严重反应的诊断；市（州）级专家组负责对县级的诊断进行复核和有异议的诊断进行鉴定；省级专家组负责对有异议的鉴定进行再鉴定。各专家组应对“事件”的处置提供技术咨询和建议。

第三条　工作程序

医疗卫生人员在发现疑似“事件”或接到疑似“事件”报告后，须尽快向辖区疾病预防控制机构报告；疾病预防控制机构接到报告后应当立即进行核实，如高度怀疑为“事件”，应立即向同级卫生行政部门及上级疾病预防控制机构报告，并开展进一步调查，提出初步处理建议。

发生以下情形之一者，卫生行政部门应组织本级专家组进行诊断或鉴定：

（一）疾病预防控制机构提请的；

（二）患者要求进行的；

（三）对下一级专家组的诊断或鉴定有异议的；

（四）卫生行政部门认为有必要的。

专家组应根据收集的调查资料，在充分讨论的基础上做出诊断或鉴定，并提供技术咨询和建议。

第四条　调查与处理

（一）调查步骤

1.核实报告

根据报告内容，核实出现反应者的基本情况、主要临床表现、初步诊断、阿苯达唑治疗情况、发生反应的时间、地点和人数等，完善相关资料，做好深入调查的准备工作。

2.现场调查和收集相关资料

（1）访视病人与临床检查：现场访视病人，并进行深入的调查和临床检查。主要了解病人的阿苯达唑治疗情况、既往健康状况、家族史或变态反应史，调查初次发病时间与服用阿苯达唑时间、剂量的关系，对病人进行临床检查，要掌握目前的主要症状和体征及有关的实验室检查结果、已采取的治疗措施和效果等相关资料。如病例已死亡，建议进行尸体解剖。

（2）收集阿苯达唑使用相关信息

①病人服用药物来源；进货渠道；运输条件和过程，观察目前贮存条件、送达基层单位前的贮存情况；封存剩余药物，了解剂型、生产单位、批号、出厂日期、有效期、来源、领取日期，同批号药物的感观性状。

②药物发放组织形式、现场情况、时间和地点、单位和人员的资质。

③药物用法用量、疗程。

④使用同批次药物其他人员的反应情况，当地相关疾病的发病情况。

3.分析与讨论

（1）分析资料：根据调查和收集的资料，分析服药时间、用法用量与出现反应的关联性；反应发生率和频率；判断反应是否与服用药物有关；如无关，哪些是出现反应的可能原因。首次服药至出现反应平均间隔时间及趋势、报告发生率与可能的预期发生率的比较。

（2）专家讨论：调查组成员应根据自己专业的特点，在专家组讨论时应充分发表意见，互相交流，逐步达成共识。专家组成员未经允许，不得以个人名义以任何方式对外公布调查结论。

4.初步结论和建议

根据调查结果由调查组得出初步结论，并提出相应的建议。

5.撰写调查报告

出现死亡、严重残疾或者组织器官损伤、群体性反应或者引起公众高度关注的事件时，在调查结束后由调查组撰写调查报告。

（二）调查报告的内容

1.对疑似药物副反应的描述；

2.对疑似药物副反应病例的诊断、治疗及实验室检查；

3.疑似药物副反应发生后所采取的措施；

4.疑似药物副反应的原因分析；

5.对疑似药物副反应的初步判定及依据；

6.撰写调查报告的人员、时间。

第五条　药物严重反应的判定

阿苯达唑严重反应是指由于服用阿苯达唑导致的贫血、水肿、黄疸、器官衰竭等，胆红素明显升高，白蛋白降低，球蛋白升高，有时出现蛋白尿和肌酐升高的副反应。其余因质量不合格、违反相应工作程序或操作规范、违反禁忌症服药造成的损害，偶合发病及心因性反应不属副反应。

第六条　药物严重反应的处置

（一）发现疑似药物副反应，应积极诊治。

（二）因药物严重反应造成受种者死亡、严重残疾或者器官组织损伤的，应当给予一次性的经济补偿，由人民政府财政部门安排经费解决。

（三）发生群体性反应或者有死亡发生的，按照应急条例有关规定处理。

第七条　其他与药物严重反应有关事件的报告和处理

（一）因药物质量不合格给受种者造成损害的，依照《中华人民共和国药品管理法》的有关规定处理。

（二）因违反药物工作规范、程序、使用指导原则、方案造成损害的，依照《医疗事故处理条例》的有关规定处理。

第八条　培训

各级疾病预防控制中心应定期对下级专业技术人员进行培训。

第九条　评估

各级疾病预防控制中心在“事件”处理完毕后，要对处理过程与结果进行评估，总结经验与教训。通过科学评价提出类似事件的处理改进意见和建议。

第五节　包虫病外科治疗救助项目技术方案

一、包虫病的诊断

（一）诊断标准

应同时具备以下条件：

1.有在流行区居住、工作、旅游或狩猎史，或有与犬、牛、羊等家养动物或狐、狼等野生动物接触史；在非流行区有从事对来自流行区的家畜运输、宰杀、畜产品和皮毛产品加工等接触史。

2.B超检查、X射线检查、计算机断层扫描（CT）或磁共振成像（MRI）检查发现包虫病的特征性影像；或发现占位性病变，并查出包虫病相关的特异性抗体或循环抗原或免疫复合物；或病原学检查发现棘球蚴囊壁、子囊、原头节或头钩。

3.排除其他原因所致肝、肺等器官的占位性疾病。

（二）分型

1.囊型包虫病B超影像学分型

（1）囊型病灶（CL型）：囊壁不清晰，含回声均匀内容物，一般呈圆形或椭圆形。

（2）单囊型（Ⅰ型）：棘球蚴囊内充满水样囊液，呈圆形或卵圆形的液性暗区。由于棘球蚴囊壁与肝组织的密度差别较大，故呈现界限分明的囊壁。本病的特异性影像为其内、外囊壁间有潜在的间隙界面，可出现“双壁征”。B超显示棘球蚴囊后壁呈明显增强效应，用探头振动囊肿时，在暗区内可见浮动的小光点，称为“囊沙”特征性影像。

（3）多子囊型（Ⅱ型）：在母囊暗区内可见多个较小的球形暗影及光环，形成“囊中囊”特征性影像。B超显示花瓣形分隔的“车轮征”或者“蜂房征”。

（4）内囊破裂型（Ⅲ型）：内囊破裂后，囊液进入内、外囊壁间，出现“套囊征”；若部分囊壁由外囊壁脱落，则显示“天幕征”，继之囊壁塌瘪，收缩内陷，卷曲皱折，漂浮于囊液中，出现“飘带征”。

（5）实变型（Ⅳ型）：棘球蚴囊逐渐退化衰亡，囊液吸收，囊壁折叠收缩，继之坏死溶解，呈干酪样变，B超显示密度强弱相间的“脑回征”。

（6）钙化型（Ⅴ型）：包虫病病程长，其外囊肥厚粗糙并有钙盐沉积，甚至完全钙化。B超显示棘球蚴囊密度增高而不均匀，囊壁呈絮状肥厚，并伴宽大声影及侧壁声影。

2.泡型包虫病分型

（1）泡型包虫病B超影像学分型

①浸润型：B超显示肝脏增大，探及低密度与高密度共存的回声光团，周围边界模糊，后方声束衰减。

②病灶钙化型：多房棘球蚴在侵蚀肝组织的过程中发生钙盐沉积，早期即出现点状钙化颗粒，随着病程延长，钙化颗粒融合成絮状或不规则的大片钙化灶。B超显示在肝内探及低中密度占位病变，内有散在钙化点或不规整的大片钙化强回声光团伴声影。

③病灶液化空洞型：多房棘球蚴增殖成巨块病灶，其中心部因缺血坏死，液化成胶冻状，形成形态不规整的坏死液化空腔。B超显示在不均质强回声光团内出现形态不规则、无回声的大块液性暗区，后方回声增强，呈“空腔征”。

（2）泡型包虫病PNM分型

内　容	病　变　程　度
原发病灶	P_0　肝脏无可见病灶
	P_1　周围病灶，无肝段血管和胆道累及
	P_2　中央病灶，局限在半肝内，有血管和胆道累及
黄　疸	P_3　中央病灶侵及左、右肝脏，并有肝门部血管和胆道累及
	P_4　病灶累及全肝
邻近器官累及	N_0　无邻近器官、组织累及
	N_1　有邻近器官、组织累及
转移病灶	M_0　无远处转移
	M_1　有远处转移

（三）鉴别诊断

1.肝囊型包虫病的鉴别诊断

（1）肝囊肿：影像学检查显示囊壁较薄，无“双层壁”囊的特征，包虫病免疫学检查阴性。

（2）细菌性肝脓肿：无棘球蚴囊的特征性影像，CT检查可见其脓肿壁外周有低密度水肿带；全身中毒症状较重，白细胞数明显升高；包虫病免疫学检查阴性。

（3）右侧肾盂积水和胆囊积液：无棘球蚴囊特征影像，包虫病免疫学检查阴性。

2.肝泡型包虫病的鉴别诊断

（1）肝癌：病变发展速度快，病程相对短。典型的影像学检查显示病灶周边多为“富血供区”；肝泡型包虫病病灶周边则为“贫血供区”，病变的实变区和液化区并存，而且病灶生长相对缓慢，病程较长。借助甲胎蛋白（AFP）和肿瘤相关实验室检查，以及包虫病免疫学检查可有效地鉴别。

（2）肝囊性病变：包括先天性肝囊肿和肝囊型包虫病，若肝泡型包虫病伴巨大液化坏死腔，亦可误诊为肝囊肿，甚至肝囊型包虫病。肝泡型包虫病在影像学除了显示液化腔隙外，B超显示其周边形态为不规则室腔壁高回声或“地图征”，先天性肝囊肿的囊壁较薄，周边呈正常肝组织影像。应用泡型包虫病特异性抗原可鉴别肝囊型包虫病和肝泡型包虫病。

二、外科救助治疗

（一）治疗原则

囊型包虫病外科治疗应尽可能剥除或切除肝包虫外囊，减少并发症，降低复发率；泡型包虫病外科治疗应早发现、早根治，减少并发症，提高患者生存率和生活质量。

（二）救治对象

有明确的手术治疗指征，并愿意接受手术治疗，无手术禁忌症，且符合下列条件者，可实施手术治疗。

1.囊型包虫病

（1）患者单个包囊直径大于8 cm（Ⅰ—Ⅲ型，未侵及肝门），无糖尿病、心脏病、高血压及循环系统疾病等严重合并症，身体一般状态良好。

（2）经过6个月以上正规药物治疗，经复查后确认药物治疗无效，或有药物相对禁忌症者，需同时符合第一条。

（3）伴有包囊破裂、黄疸、脓肿、门静脉高压症等严重并发症者，可优先考虑。

2.泡型包虫病

（1）$P_1N_0M_0$型，无手术禁忌症或糖尿病、心脏病、高血压及循环系统疾病等严重合并症，患者身体一般状态良好。

（2）伴有胆道梗阻、感染脓肿形成、门静脉高压症等严重并发症，可优先考虑。

3.多器官包虫病和肝外包虫病患者纳入药物治疗救助范围。

（三）手术方式

1.囊型包虫病：原发性包虫囊肿部分突出肝表面，单个包囊直径大于8 cm的

Ⅰ—Ⅲ囊型包虫病患者，且病灶未侵及肝门者，可选择以下手术方式：

（1）肝包虫囊肿外囊完整或外囊次全剥除术；

（2）肝囊型包虫病内囊摘除术；

（3）肝包虫囊肿肝切除术。

2.泡型包虫病：对$P_1N_0M_0$型泡型包虫病，无手术禁忌症或严重合并症，身体一般状态良好者，可选择以下手术方式：

（1）根治性肝切除术；

（2）单纯手术引流术。

具体手术方式详见后附《包虫病手术方法技术规范》。

（四）手术前常规检查

血、尿、便常规；血型和出、凝血时间；血液实验室检查；肝、肾功能检查；肝炎病毒检查；HIV和梅毒检测；特异性抗包虫抗体检测、结核抗体检测；心电图、胸透、B超等。

三、外科治疗救助出院标准

出院病人应同时符合以下三点：

1.经B超检查，病灶消除；

2.切口愈合良好，且无明显手术相关并发症；

3.血常规以及实验室检查结果基本正常。

四、随访

接受外科治疗救助的病人，出院后6个月应到项目定点医院进行复查。

附录

包虫病手术方法技术规范

一、肝囊型包虫病的外科治疗

（一）肝包虫囊肿外囊完整剥除术/外囊次全剥除术

1.适应症

原发性包虫囊肿部分突出肝表面者，单个包囊直径大于8 cm（Ⅰ—Ⅲ型，未侵及肝门）。

2.禁忌症

（1）原位复发性包虫囊肿与周围粘连紧密，难以剥离者；

（2）包虫囊肿紧贴肝门和主要血管、胆管，而且分离困难者；

（3）包虫病并发破裂、感染或胆瘘；

（4）“壳状钙化”包虫囊肿。

3.操作方法及步骤

（1）麻醉：连续硬膜外麻醉或全身麻醉。

（2）切口：根据包虫囊肿所在部位的不同，取腹正中切口，右上腹直肌或右肋缘斜切口。

（3）游离：充分暴露包虫囊肿。

（4）剥除：在肝包虫外囊与肝实质交界处切开肝被膜，找出外囊与外膜之间的潜在间隙，逐渐将肝包虫外囊完整剥除。在剥离过程中仔细辨认肝包虫外囊与外膜以及被外囊压迫的肝内各管道，将外膜及各管道完整保留在肝实质一侧，避免囊周围组织损伤。

（5）创面止血：剥离完成后用电凝将渗血点凝固止血，不必缝合创面。

（6）引流：剥离后创面附近置管充分外引流。

4.注意事项

（1）手术前应常规进行B超检查，确认病灶的位置与重要血管和胆道的关系。

（2）充分暴露包虫囊肿部位，便于手术操作，要求动作轻柔。

（3）外囊剥离过程中，恰当地把握解剖层次是技术的关键，既要尽可能保持外膜的完整性以减少手术中出血，又要避免切破包虫外囊。一旦发现外囊有小的破口，可在负压吸引下先行缝合，如破口较大且有内囊破裂囊液外溢，应改行内囊摘除后再行外囊剥除。或者尽可能范围大地切除外囊，即包虫外囊次全剥除术。

（4）靠近肝门剥离外囊壁时，应注意避免损伤主要胆管或血管，粘连较紧时不要强行分离，若解剖关系不清应改行内囊摘除，再行外囊完整剥除，或者行外囊次全剥除术。

（5）仔细检查剥离面，确认有无胆漏，如见胆漏应给予结扎或缝合修补。

（二）肝包虫内囊摘除术

1.适应症

单个包囊直径大于8 cm（Ⅰ—Ⅲ型，病灶未侵及肝门）。仅限于暂无条件实施外囊完整剥除术/外囊次全剥除术的定点医疗机构。

2.禁忌症

全身情况不能耐受麻醉和手术的包虫病患者。

3.操作方法及步骤

（1）麻醉：连续硬膜外麻醉或全身麻醉。

（2）体位：仰卧位。

（3）切口：根据肝包虫囊肿部位可取正中切口、右腹直肌切口、右肋缘下斜切口。

（4）显露：进腹腔后经探查确定包虫部位和数量后，充分显露病灶，在直视下完成手术，必要时可适当游离肝脏。

（5）保护：用大纱布垫隔离囊肿与腹腔及用纱布条保护穿刺周围肝脏，以防手术过程中可能造成的囊液和原头节外溢。

（6）穿刺吸引：负压吸引条件下，在囊肿距肝脏最浅表部位穿刺，即可见清亮或黄色液体，迅速吸出包虫囊液，用Alice钳在穿刺部位提起外囊壁。

（7）囊肿处理：在两钳中间切开外囊壁，插入套管吸引头吸尽囊液，可见塌陷的内囊或子囊，注满20%高渗盐水，浸泡10 min，其间可用卵圆钳夹纱布块仔细擦拭外囊壁，以杀灭其皱襞间残存的原头节，吸出包虫残腔内的液体，夹出内囊及子囊，再用酒精纱布块反复擦拭囊壁。可适度剪去外囊壁以缩小残腔，缝合关闭外囊腔，对无胆汁漏的残腔可做开放处理。

（8）残腔引流：对无胆汁漏的外囊残腔缝合闭锁后，可不置管引流；对有胆汁漏的囊壁应缝闭瘘口并放置橡皮管外引流；对严重感染，应放置引流管。各种内引流或大网膜填塞等消除残腔方式经长期临床实践表明效果不理想，并可能会引发相应并发症，目前已废止采用。

4.注意事项

（1）切口部位和长度要以充分显露囊肿为原则。

（2）手术中预防性使用抗过敏药物氢化可的松（100 mg）和准备抢救过敏性休克，甚至心搏呼吸骤停的严重事件。

（3）预防囊液外溢和原头节播散措施

①用浸有高渗盐水的纱布包绕囊肿，做仔细的手术野保护；

②在负压吸引下行囊肿穿刺，钳夹提起囊壁后再切开外囊，并用套管吸引器头迅速吸尽残腔囊液。

（4）局部杀虫剂应用

①种类选择，杀灭原头节用15%～20%的高渗盐水或70%～95%乙醇溶液，但双氧水或4%～10%甲醛溶液因杀原头节作用不完全或局部刺激较大导致硬化性胆管炎，已经废止采用。

②囊腔内注入局部杀虫剂必须保留10 min，方能达到有效杀死原头节的目的。

③若使用乙醇溶液（酒精），在反复冲洗手术野后，避免使用电刀，以防止引起手术野燃火。

（5）引流管应用

手术中吸出黄色液体时应检查外囊壁瘘口胆管，可用纱布仔细擦拭确认胆漏部位和瘘口大小。若明显胆漏需缝合并置管引流；若合并严重感染可置“双管对口引流”以缩短外引流时间；手术后一周，若无胆汁样液，可尽早拔管以免逆行感染；严重感染的残腔，手术中反复清洗并置外引流管则需延长引流时间，拔管指征应该是引流物清亮而且引流量每天应少于10 mL。

（6）建议

手术前3天和手术后1个月服用阿苯达唑预防包虫病手术后复发。

（三）肝包虫囊肿肝切除术

1.适应症

（1）包虫囊肿局限在肝脏边缘或局限在肝左叶单侧或右叶单侧。

（2）囊肿壁厚（>0.3 cm）而且囊肿内呈混浊影像。

（3）手术复发的厚壁包虫囊肿合并囊内感染或血性肉芽肿。

（4）外囊残腔内胆漏长期带管或反复清创不愈者。

2.禁忌症

全身情况不能耐受肝切除手术患者。

3.操作方法及步骤

肝部分切除手术操作规范根据包虫囊肿部位和大小可行肝段、肝叶、半肝或扩大半肝切除以及不规则肝叶段切除术，其基本手术操作方法、原则和步骤与肝良性占位性病变相同，同时应注意避免包虫囊肿破裂，具体步骤如下：

（1）麻醉：全麻或硬膜外麻醉。

（2）体位：仰卧位。

（3）切口：多采用右肋缘下斜切口，正中采用人字形切口，亦可采用L形切口。

（4）第一肝门解剖：为防止解剖肝门和切肝时大出血，依照Pringle's法（全肝阻断手法）的要求，可先用纱布条或导尿管经小网膜孔悬吊肝十二指肠韧带以控制血流。用大拉钩或悬吊拉钩将肝脏拉向上方，显露第一肝门，在胆囊管水平打开十二指肠韧带向上分离，显露并悬吊肝总管、肝固有动脉和门静脉主干段，继续向上分离至分叉上1～2 cm，根据左/右半肝切除的需要分别在分叉约1 cm处结扎或血管夹阻断左/右肝管、左/右动脉和左/右门静脉各分支。

（5）第二肝门解剖：先切断肝周围韧带，将肝脏向下方牵拉，电切肝镰状韧带至第二肝门处，仔细剥切肝静脉表面膜性结构，分清肝右、中、左静脉分支，必要时切开肝包膜，辨清肝左静脉与肝中静脉关系，钝性分离并保留肝中静脉。

（6）肝脏：根据左/右半肝切除需要，分别用电刀分离左/右三角韧带和冠状韧带。

（7）第三肝门解剖及肝短静脉处理：充分游离左/右肝脏，若行根治性左/右半肝或扩大半肝切除，需做第三肝门所属肝静脉与下腔静脉穿支的分离，将肝脏侧面向左/右侧上托起，正常情况下肝脏与下腔静脉间有潜在疏松结缔组织，较易分离，见肝短穿支细小静脉用细丝线一一结扎，若穿支静脉>0.2 cm应予缝扎。

（8）切断左/右半肝：在肝中静脉左/右侧缘0.5 cm处切开肝包膜，用超声分离器（CUSA）水刀或钳夹肝组织显露肝内管道系统，由肝脏前缘向肝实质分离，显露肝血管和肝管并用细丝线或钛夹结扎，若遇肝段或叶血管和肝管应给予缝扎，确认左/右分支门静脉和左/右肝静脉后切断，用4-0号无损伤线做连续关闭缝合。

（9）肝断面处理：首先仔细缝扎或电灼止血，确认无渗血或漏胆汁后，亦可在肝断面喷洒纤维蛋白胶或敷盖止血纱布，肝镰状韧带复位缝合，分别在左/右肝窝及网膜孔置橡胶皮管引流，最后逐层缝合腹壁。

4.注意事项

（1）除常规麻醉用药外应预防性使用抗过敏药物。

（2）肝囊型包虫病的肝部分切除术与肝良性占位病变技术操作基本相同。鉴于包虫囊肿的特殊性，整个手术过程必须轻柔，避免过度挤压包虫囊至破裂造成严重后果。

（3）行肝实质切离时，若遇到较大胆管可疑与囊肿相通则必须两侧结扎后方可离断，以免造成囊内容物外溢污染。

二、肝泡型包虫病的外科治疗

（一）根治性肝切除术

1.手术适应症

$P_1N_0M_0$型，无手术禁忌症或严重合并症患者，患者身体一般状态良好。

2.手术方法

其基本手术操作方法和具体步骤与肝包虫囊肿肝切除术相同，任务相同，避免过度牵拉造成巨块肝AE病灶中心部坏死、膜破裂外溢，造成局部感染。

（二）单纯手术外科引流术

1.手术适应症

肝泡型包虫病病灶过大并伴有严重胆道系统感染和黄疸，难以实施手术切除者。

2.手术方法

常规开腹充分保护已感染肝泡型包虫病病灶和手术野，采用胆总管切开方式探查左右胆管，必要时采用“打隧道”方式疏通梗阻部，以暂时缓解肝内胆汁淤积。此外，经皮肝穿胆道引流（PTCD）亦是缓解危重梗阻的有效治疗方法之一。

（三）注意事项

1.肝泡型包虫病的两种主要手术方法（病灶根治性肝切除术和单纯外引流术）的适应症各有不同，病灶根治性肝切除术是首选的理想方法。

2.单纯外引流术，多需长期带管。

3.无论采用何种手术方法，均需长期服用阿苯达唑。

山丹县完成包虫病防治项目外科治疗救助定点医院考核评估

为落实国家重大传染病免费救治政策，科学规范地开展包虫病防治工作，做好中央补助地方公共卫生资金包虫病防治项目工作，保证包虫病病人外科治疗救助工作的顺利开展，根据省卫生厅的安排，省地方病防治办公室副主任张亚平、兰州军区陆军总院普外科柴万禄主任和省疾控中心寄生虫科李凡副科长组成包虫病外科治疗救助定点医院考核评估组，在市卫生局周明霞副局长陪同下，于

2009年5月6日至7日对山丹县中央补助包虫病防治项目包虫病外科救助定点医院山丹县人民医院进行了考核评估。

专家组依据《甘肃省包虫病防治项目外科救助管理工作实施细则》的要求，考核评估了山丹县人民医院的资格与资质、医院的设施与设备条件以及医疗技术人员等情况。

考核评估组以座谈会的形式了解了有关情况；并深入外科病房、B超室、CT室、手术室查看房屋、设备等条件；并查看近5年的门诊和住院记录，查看包虫病手术病例病历，检查现症包虫病病人并查看治疗和处理情况，并对刚刚进行过包虫病手术病人进行了会诊。

经全面考核评估，评估组认为，山丹县人民医院门诊、住院登记均较为完善，包虫病手术记录清楚，资料规范；初步认为符合包虫病外科救助定点医院确定条件。并建议尽快开展定点医院相关人员的包虫病外科救助技术培训，全面提高包虫病外科救助技术水平。

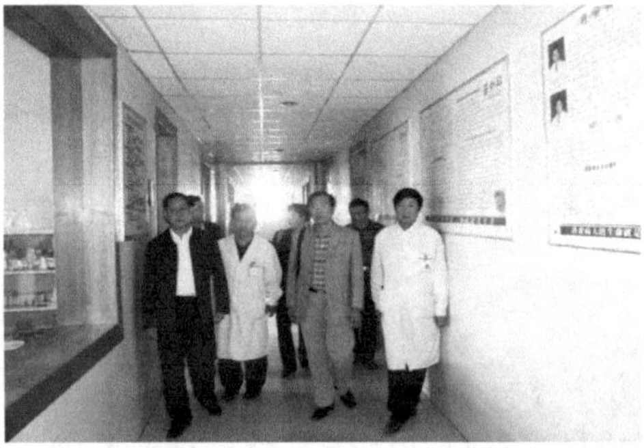

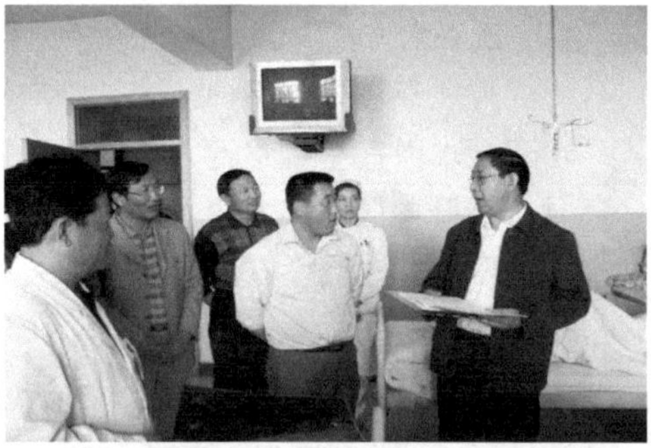

中央补助地方包虫病防治项目在山丹县启动患者可享受免费药物治疗

2008年5月18日，由山丹县人民政府主办的中央补助地方包虫病防治项目工作会在县疾控中心培训中心召开，来自市疾控、县财政、教育、公安、畜牧、乡（镇）卫生院、动物疾控中心等相关单位的代表共计89人参加了此次会议。会议由卫生局张多仁局长主持，会议对中央补助地方包虫病防治项目实施方案、项目技术方案以及外科治疗技术等进行了学习。

山丹县主管卫生的副县长何莉在会上讲到，要从按照十七大关注民生的要求和温家宝总理“要重视和支持高寒牧区包虫病的防治工作”的批示精神出发，进一步动员全县各级各有关部门统一思想、提高认识，明确任务、靠实责任，细化措施、狠抓落实，全力以赴搞好山丹县中央补助地方包虫病防治项目实施工作，并将山丹县的包虫病现况对与会人员一一介绍，包虫病是山丹县因病返贫、因病致贫的主要疾病之一，全县8个乡（镇）和中牧马场都有包虫病患者，受威胁人数较多。

从2008年起，山丹县成为甘肃省新增16个中央补助地方包虫病防治项目县之一，项目内容包括包虫病的健康宣教、医院能力建设、技术培训、包虫病普查及治疗费用等，山丹县的包虫病患者不但可享受到免费药物治疗，还可按照相关规定，享受一例6000元的手术费用补助。

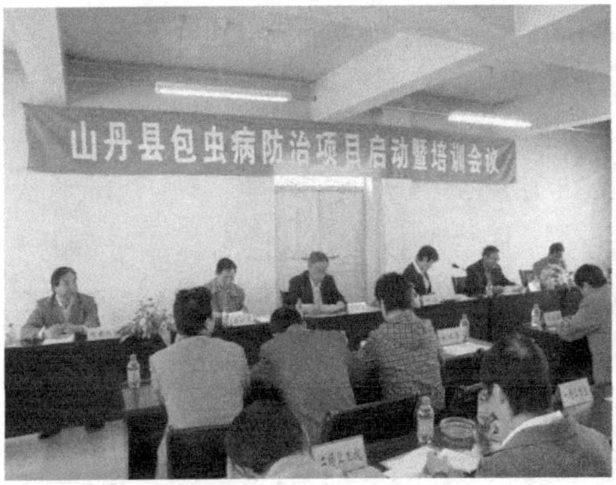

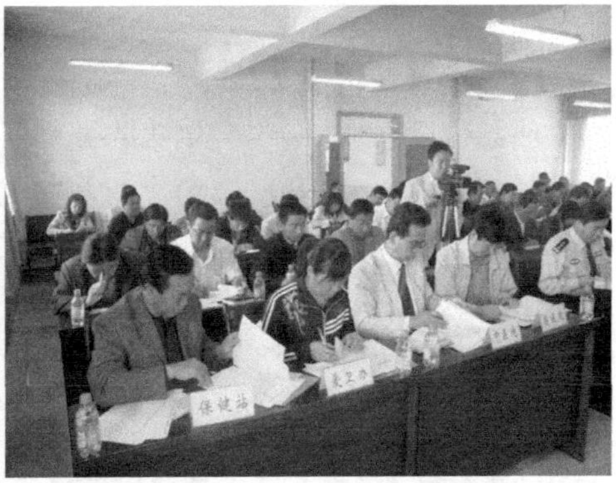

第四章　项目实施经验交流材料

第一节　环县包虫病防治项目实施情况

一、基本县情

环县位于甘肃东部，庆阳北端，北接宁夏，东邻陕西，总面积为9236平方千米。辖20个乡（镇）、250个行政村，6.58万户，35万人，农民年人均纯收入为1962元。现有医疗机构25个，职工435名，其中卫技人员383名，高级职称8人，中级职称67人，初级职称246人，执业医师189人，注册护士79人。全县畜牧业较发达，羊存栏58.79万只，大家畜12.81万头，饲养家犬5.6万余只，是典型的半农半牧区。

环县是革命老区县。著名的红军长征最后一仗——山城堡战役就发生在这里，陕甘宁省委、省政府曾设于环县洪德乡河连湾村。

环县是特色文化县。农耕文化、历史文化、民俗文化、红色文化特色鲜明，道情皮影独树一帜，2006年正式进入全国首批非物质文化保护代表名录，被文化部命名为“中国皮影之乡”。

环县是资源富集县。石油储量超过5亿吨，煤炭储量预测700亿吨，白云岩储量1200多万吨，矿产十分丰富。开采工作正在紧张进行之中，实现工业强县的愿望已为时不远。全县盛产五谷杂粮，是“中国小杂粮之乡”。

环县是干旱多灾县。地处毛乌素沙漠边缘，山大沟深，条件严酷，十年九旱，五灾俱全，年均降雨量为350毫米，蒸发量达2000毫米，是典型的国扶贫困县和财政困难县。

环县是地方病重病县。地方病种类多、病情重、分布广、危害大，全省现有的十一种地方病，环县占有十种，且包虫病、氟中毒、砷中毒、碘缺乏病、布病等在全省都是重点防治县份，工作任务十分繁重。

二、项目实施情况

（一）包虫病流行情况

环县包虫病流行十分严重，据2002—2004年调查，人群包虫病血清阳性率为13.02%，比全省平均水平高出1.86个百分点，患病率为3.87%，是全省平均患病率的6.8倍，为全省最高。1975年至2008年，全县经手术治疗的包虫病病人为1257人，平均每年手术37例。

（二）项目进展情况

为实施好项目，两年来，环县严格按照国家、省、市的要求，坚持以科学发展观为统领，严格按照“预防为主、防治结合、政府主导、部门配合、群众参与”的原则，强化宣传，提高认识，健全机构，靠实责任，加强领导，狠抓落实，使全县包虫病防治工作取得了明显进步。

1.人群普查与救治

开展人群B超检查20053人，发现病人359人，免费发放阿苯达唑片剂24万片，乳剂3552瓶，治愈110人，好转157人，失访40人，手术治疗52例，得了十分明显的效果。

2.儿童包虫病感染情况调查

采集项目乡（镇）12岁以下儿童血清666份，经棘球蚴抗体检测，血清阳性率为6.11%。

3.家犬感染情况调查

采集犬粪760份，送省疾控中心检测。

4.家犬驱虫管理

7个项目乡（镇）建卡登记家犬23600只，全部开展了驱虫，驱虫覆盖面达到92.8%。

5.家畜感染情况调查

在县屠宰场检测山羊898只，肝脏带包虫的羊66只，患病率为7.35%。

三、主要做法

（一）健全机构，加强领导

全省包虫病防治项目工作启动后，我县及时成立了由县委、县政府主管领导分别任正、副组长的环县包虫病防治项目领导小组，同时成立了由县地方病防治办公室（简称“地病办”）主任任组长的包虫病防治项目技术领导小组，确定了成员单位。各项目乡（镇）先后也成立了以乡（镇）长为组长、卫生院院长为副组长、各村委会主任为成员的乡（镇）包虫病防治项目领导小组。2008年在健全充实县包虫病防治项目领导小组和技术小组的同时，当年全县统一成立了由乡（镇）长任组长，乡（镇）分管卫生的副乡（镇）长（书记）、卫生院院长任副组长，乡（镇）直相关单位和村主任为成员的乡（镇）地方病防治领导小组，负责本辖区的地方病（包虫病）防治工作的行政协调管理和具体的组织配合工作，形成了各乡（镇）地方病防治工作有人抓、有人管的工作局面。通过严密的组织程序和严格的工作要求，为我县实施包虫病防治项目奠定了组织基础，确保了包虫病防治项目的顺利实施。

（二）制定方案，明确责任

为靠实责任，落实到位，我们制定下发了《环县包虫病防治项目实施方案》，分解了各成员单位的工作任务。具体是：

县地病办主要负责制定、完善《环县包虫病防治项目实施方案》，抓好项目的协调管理和监督检查，保证项目经费、药品和设备发挥最大效益；组织开展业务培训，及时进行项目总结，通报各成员单位的工作情况，探索全县包虫病防治工作的长效机制。

卫生局主要负责督促有关医疗机构，按《环县包虫病防治项目实施方案》调查病情，查找病人，收集病情资料，加强传染源控制与管理，并把包虫病防治项目工作纳入卫生目标管理，年终进行考评。

教育局主要负责在学校开展包虫病防治知识的宣传教育，把包虫病防治核心知识纳入中小学授课内容，每学期安排1～2个课时，并配合县、乡（镇）开展血清调查。

财政局主要负责包虫病防治项目所必需的经费落实工作，并对经费的使用进行监督。

畜牧局主要负责畜间包虫病疫情调查，抓好畜间包虫病的监测、免疫、检疫、病畜处理及污染场所的消毒工作，减少污染，促进健康。

工商局主要负责对农贸市场出售的家畜和畜产品进行检疫，依法处理带有包虫病的家畜产品，搞好家畜交易市场和屠宰市场的管理。

广电局主要负责在“环县有线电视台”开展包虫病防治健康教育宣传，提高高危人群的防治意识。

文化局主要负责在《环江之声》刊登包虫病防治文件及有关防治知识，加强对包虫病防治知识的宣传。

县医院主要负责包虫病患者的外科诊断与治疗，调查近年外科治疗情况，积极开展外科手术课题研究，不断探索外科治疗的新经验、新方法，减轻患者痛苦，降低医疗费用。

项目乡（镇）政府主要负责本辖区包虫病防治项目的组织领导和政策宣传工

作，组织群众开展包虫病B超检查，督促检查家犬驱虫工作的落实情况。

项目乡（镇）卫生院主要负责抓好本辖区项目工作的动员宣传、健康教育、传染源控制、人群B超检查和药物治疗工作，按时上报病情资料和统计报表，及时向项目管理部门提供疫情和防治工作信息；防疫专干、村医具体完成家犬的建卡登记、驱虫和感染情况调查工作。

（三）广泛宣传，全面动员

为提高广大群众对包虫病防治知识的知晓率，充分认识包虫病的危害性，全面了解国家免费治疗包虫病的有关政策，我们开展了多层次、多形式、多渠道的宣传动员活动。一是县、乡（镇）、村各级干部利用召开各种会议等机会开展宣传动员。二是地病办利用病情普查、学校课堂教学等形式开展宣传。先后在流动调查现场播放包虫病宣传影片48场次；在7个项目乡（镇）的70所中小学开设包虫病防治知识教育课，向583名教师、11854名学生发放包虫病防治简易教材，使学生受教育率达95%，知识知晓率达93%。三是利用广播、电视、报刊等媒体开展宣传，广播、电视先后宣传包虫病防治知识180余次，《环江之声》刊登包虫病防治知识5期。四是通过刷写标语、开办专栏、散发传单等形式开展宣传，共刷写永久性标语120条，举办专栏80期，发放宣传日历、宣传画及《环县地病办免费治疗包虫病》《包虫病防治“三字经”》等传单6万份，做到了项目乡（镇）家家贴上了宣传画，户户拿到了宣传单，人人看到了宣传片。五是通过现症病人开展宣传，在病人检查领药时向其发放传单和《致全县农民朋友的一封信》，让他们以自己的亲身经历向左邻右舍开展宣传。六是将项目工作与其他工作结合起来开展宣传。主要利用碘缺乏病检测、氟骨症病人治疗等下乡工作机会向群众宣传包虫病防治知识和政策。通过以上方法和途径宣传，群众对包虫病防治知识的知晓率得到明显提高，对党的惠民政策有了深刻、全面的了解和认识，提高了他们配合包虫病防治工作的积极性。

（四）全面普查，及时治疗

项目开始后，面对普查经费严重不足的困难，我们积极向县委、县政府有关领导汇报，在得到政府给予资金支持的承诺后，我们及时将情况通报相关医疗单位，调动了他们普查的积极性。并组织单位专业人员，进村入户协助乡（镇）卫生院免费为群众开展包虫病B超普查。有能力的项目乡（镇）卫生院也积极为前来就诊的群众免费做B超搞普查。两年检查人群20053人，发现病人359人，保证了普查任务的圆满完成。对确诊的病人，全部登记建档，进行药物治疗。治疗过程中，我们每半年回访一次，进行B超复查，了解药物治疗效果。对治疗不规范的进行纠正指导，无效的建议手术治疗。通过回访，增强了病人康复的信心，同时我们也看到了防治的成果，提高了工作的积极性。

（五）加强培训，提高防治技能

为保证项目工作的质量，我们按照因地制宜、因人施教的方法，针对不同对象采取不同的培训方式，以“学得会、用得上、易操作”原则，注重强化专业技术人员新知识、新技术的学习和应用。除先后选派16人次参加国家、省举办的各种培训班外，一是对项目乡（镇）卫生院的49名技术人员和73名村医进行了集中培训，使他们熟练掌握了包虫病项目的技术要求和操作规范，为项目实施提供技术保证；二是对项目乡（镇）527名乡村干部进行了培训，使他们明白了包虫病的危害及防治方法，增强了工作积极性，提高了组织领导能力。

（六）强化犬驱虫，控制传染源

通过业务培训，每个村医都掌握了家犬驱虫的操作程序和管理方法。项目乡（镇）登记建卡驱虫家犬23600条，占家犬总数的92.8%。为杜绝传染，加强屠宰市场管理，县上成立了以县委常委、政府副县长为组长，畜牧、卫生监督等单位领导为成员的环县家畜屠宰管理工作领导小组，使家畜从收购、屠宰到脏器处理，都按规范运行，杜绝了野犬进入屠宰市场的现象，有效地控制了传播途径。

（七）健全档案，完善资料

为搞好项目资料的收集整理工作，在项目乡（镇）卫生院设立了包虫病防治项目办公室，加强了项目资料管理。使病人个案照片、基本情况、电话号码等一般资料和B超影像学资料、药物治疗记录等都得到完整收集，卡、表、册管理完善，患者情况一目了然。

（八）及时督查，认真总结

为了及时掌握项目各项任务的落实情况和工作质量，我们采取不定期督查的办法，每年进行抽查。抽查内容：一是进村入户查看宣传日历、宣传画的发放及患者药物治疗、家犬驱虫等情况。二是进入中小学校查看包虫病防治知识教学情况，教师、学生对包虫病的知晓情况。三是进入乡（镇）卫生院查看人群B超检查、患者资料收集、病人治疗及健康教育等情况。通过抽查，及时掌握了各项目乡（镇）工作中的漏洞和不足，在此基础上，召开会议，进行总结，改进工作。

四、几点体会

1.领导重视是关键

包虫病防治工作关系到人民群众的健康安全，包虫病不仅是群众的疾苦问题，也是影响到社会稳定和经济发展的政治问题。项目启动以来，县领导多次召开协调会议，部署项目工作，并亲自到项目乡（镇）实地察看项目进展情况，及时提出意见和建议，为项目工作加油鼓劲，保证了项目工作顺利推进。

2.部门配合是前提

包虫病防治项目是一项社会系统工程，必须强化部门之间的配合协作。在项目实施中，只有地病办、卫生、财政、教育、广电、畜牧等部门密切配合，分工实施，才能使项目工作在组织、技术、经费、宣传等方面得到保障。

3.宣传教育是基础

实施包虫病防治项目，宣传工作尤为重要，只有充分利用广播、电视、报刊等媒体广泛宣传，用实例现场教育群众、宣传群众、发动群众、感化群众、引导群众，才能提高群众对包虫病危害的认识，使他们积极参与到防病治病中来，使项目工作达到事半功倍的效果。

4.落实措施是根本

包虫病防治工作面广量大，我们不仅要做好组织协调工作，更重要的还要做好具体落实工作，只有及时督导检查项目实施情况，紧紧抓住工作措施落实这个根本，项目工作才能取得实实在在的效果。

5.经费支持是保障

经费保障是做好包虫病防治的有力后盾，在国家和省项目补助资金的支持下，我县包虫病防治工作打开了局面。为使防治工作顺利开展，县政府先后从拮据的财政中拿出16万元作为防治经费，有力地保证了项目工作的扎实进行。

五、存在的困难和问题

1.交通条件差，工作用车不能满足需要

环县山大沟深，绝大部分乡（镇）不通柏油路，各村土路坎坷，交通条件极差，县地病办仅有的一辆皮卡车，行驶多年，几近报废，且因底盘过低，在崎岖不平的山路上经常发生故障，无法保证工作。

2.外科手术补助至今不能到位

2008年环县外科手术治疗32例病人，至今没有兑现手术补助。现在，天天有人问这个事，我们非常被动。当初为了动员群众积极查病治病，我们宣传每例手术补助6000元。现在群众问宁夏怎么补助8000元，我们6000元为什么都兑现不了？这直接影响到今后的项目工作。

3.项目经费不足，影响工作开展

2007年，虽然项目经费有所增加，但家犬驱虫、B超普查安排的经费远远不够。今年县上明确表示县财政困难，要我们向上争取，因此，请省上考虑解决。

尽管我们做了一些工作，但我们也清楚地认识到自己工作中存在的差距和不足。会后，我们将以这次会议为契机，认真学习兄弟县（区）的好经验、好做法，总结经验，取长补短，完善思路，细化措施，迎头赶上，进一步做好我县包虫病防治项目工作，努力探索适合我县包虫病防治工作的长效机制，我们相信，只要努力，一定能够将这项“德政工程，惠民工程”做好，使领导满意，群众满意。

中共环县委地方病防治领导小组办公室

2009年4月8日

第二节　天祝藏族自治县包虫病防治项目实施情况

一、基本情况

天祝县是一个以藏族为主体的少数民族自治县，位于甘肃中部，河西走廊东端，地处青藏、黄土、蒙古三大高原交汇地带。境内山大沟深，气候寒冷，海拔在2040～4874米之间，年平均气温在0 ℃左右，自然条件严酷，经济基础薄弱，属国家新一轮扶贫开发重点县，省财政补贴县。全县辖19个乡（镇）、176个行政村和17个居委会，其中牧业乡3个、半农半牧乡13个、农业乡3个。全县总面积为7149.8平方千米，总人口为21.36万。境内分布着藏、汉、蒙、回、土等16个民族，其中少数民族占总人口的34.4%。受地理、经济、文化等因素制约，群众自我保健意识较差。2008年年底，全县牛存栏数为10.20万头，羊存栏数为41.5万只，摸底登记的家牧犬为17062条，分布在全县各乡（镇）的所有行政村。这些分布特点构成了包虫病传播流行的自然循环链，从而加大了包虫病预防控制工作的难度。

二、项目执行情况

（一）组织和管理

1.成立了项目领导小组

按照《2007年中央补助地方公共卫生专项资金包虫病防治项目甘肃省技术方案》要求，为切实搞好我县包虫病项目工作，成立了由县政府主管副县长为组长，卫生局局长、畜牧局局长为副组长，财政局等13个单位和各乡（镇）负责人为成员的领导小组。主要职责是检查、督促各项目实施部门和单位认真做好项目各项工作，保证项目工作顺利实施。同时，各项目执行乡（镇）也成立了相应的领导小组，具体组织实施本乡（镇）项目工作。

2.成立了项目技术指导小组

成立了由县疾病预防控制中心主任为组长，县人民医院院长、无公害畜产品检测站站长为副组长，县疾病预防控制中心专业技术人员为成员的技术指导小组，具体负责包虫病防治项目的人员培训、健康教育、犬驱虫药品的发放、包虫病病人的内外科治疗与督导、项目资料的收集整理与上报。

3.制定了项目方案

根据《2007年中央补助地方公共卫生专项资金包虫病防治项目甘肃省技术方案》，县政府办公室批转了《天祝藏族自治县2008年包虫病防治项目技术方案》，下发各有关单位和项目乡（镇）贯彻执行。

（二）人员培训

1.县级培训

2008年4月县卫生局、县疾病预防控制中心的4名领导和专业技术人员参加了在兰州市举办的省级包虫病防治技术培训班，1人参加了在新疆举办的包虫病B超诊断技术培训班。4月26日至27日县上举办了包虫病防治技术培训班，各医疗卫生单位主管领导和防疫、妇幼专干参加了培训。县疾病预防控制中心于4月28日至5月19日分片对各乡（镇）卫生院的门诊医生和村医进行了培训，安排了项目相关工作，并要求各乡（镇）卫生院对辖区内的医疗卫生人员进行培训，累计参加培训人员419人（次）。县、乡（镇）、村三级培训的主要内容是包虫病预防与控制、天祝县包虫病防治技术方案、包虫病的致病机理与危害、包虫病的诊断与治疗、包虫病的流行病学调查与监测、包虫病的健康教育等，为项目的顺利实施奠定了基础。

2.卫生部包虫病防治项目外科手术治疗培训

2008年11月1日至11月6日卫生部包虫病防治项目外科手术治疗培训班在我县举行，以新疆医科大学第一附属医院院长温浩为组长的6名专家，对来自我省环县、岷县、玛曲县、合作市、甘南州、天祝县等6个州、县人民医院和天祝县部分乡（镇）卫生院外科、麻醉、B超医生44人进行了培训。培训的主要内容是囊型和泡型包虫病手术方法、B超影像学诊断、现场手术示教，为项目县包虫病外科手术治疗奠定了基础。

（三）项目执行范围和重点人群查病

项目覆盖全县19个乡（镇）176个行政村。按照《2007年中央补助地方公共卫生专项资金包虫病防治项目甘肃省技术方案》要求，采用B超开展人群包虫病检查15210人，查出病人62例，患病率为0.41%。12岁以下儿童采用血清学检查共检查1200人，阳性28人，感染率为2.23%。

（四）病人救治

1.药物治疗

对全县各医疗卫生单位上报的疑似病人，疾控中心进行B超复查确诊后，给予阿苯达唑片剂或阿苯达唑乳剂进行药物治疗。接受药物治疗的病人181例，全部建立了门诊药物治疗记录、给药登记卡、取药处方，处方由主管领导签字后执行。

2.手术治疗

按照《甘肃省包虫病外科手术救助管理工作实施细则（试行）》和省项目办的要求，我县按程序推荐上报县人民医院为包虫病外科治疗定点医院，通过省级专家组的考核评估，各项指标符合定点医院条件。手术治疗病人23例。

（五）犬的驱虫与管理

1.犬的驱虫

各乡（镇）负责犬的摸底登记，并建立了17062条家（牧）犬驱虫登记卡。村医每月15日至25日对登记管理的犬采用吡喹酮进行药物驱虫。2008年8月至2009年7月共12轮次，以乡（镇）为单位每月25日上报犬驱虫报表。

2.犬感染情况检测

在全县18个乡（镇）46个村，采集犬粪1440份，送省疾控中心进行犬感染情况检测，结果尚未反馈。2007年检测60份，阳性18份，犬感染率为30%。

（六）牲畜的屠宰管理

县畜牧局严格监管，全县牲畜实行定点集中屠宰，畜牧兽医部门检疫人员全程监督，生肉检疫合格方可出售，对各个屠宰场在检疫中发现的病畜脏器，在检疫人员监督下进行高温高压、焚烧、深埋等无害化处理。2008年，在华藏寺清真定点屠宰场调查绵羊342只，发现肝脏有包囊的21只，感染率为6.14%。

（七）项目督导

根据《2007年中央补助地方公共卫生专项资金包虫病防治项目甘肃省技术方案》要求，县疾控中心派具有包虫病防治经验的副主任医师和专业技术人员对全县各乡（镇）犬的登记、驱虫，病人的发现、登记，健康教育等方面进行督导检查。2008年7月10日至24日，市卫生局和疾控中心组织人员对我县包虫病项目工作进行了督导，提出的问题已逐项进行整改。2008年10月30日至31日，接受了卫生部包虫病项目督导专家组对项目的督导，专家组肯定了我县在包虫病防治工作中取得的成绩，指出了存在的问题。

三、健康教育

（一）健康教育的方式方法

1.发手机短信

充分利用手机等现代通信工具发展迅速、普及面广泛等特点，将包虫病防治知识要点编写成短信，通过移动、电信公司进行群发，收到了很好的效果。自2008年5月开始，共群发短信6批次，每次宣传量可达5万多用户。

2.电视宣传

在新闻、体育等多数群众喜欢收看的电视频道，以滚动字幕和公告版面的形式进行宣传，每月1次，每次5天。特点是接收率高，普及面广，群众容易接受。

3.编写印发宣传单

编写了藏、汉两种文字的宣传单在农村牧区和各种活动场所发放，累计发放宣传单2万张、宣传画0.65万张。

4.面对面讲解宣传

结合重点人群包虫病普查工作，县疾控中心和乡（镇）卫生院医生为农牧民群众一方面检查，一方面讲授以包虫病防治为重点的科普知识。2008年6—9月，对项目执行乡（镇）参加包虫病普查的农牧民群众1.5万人开展了包虫病防治健康教育，教育面涉及7个乡（镇）46个行政村。在全县19个乡（镇）共下发问卷5500份。统计结果显示，包虫病的五个基本知识知晓率达32%。

5.在学校、卫生院、村卫生所室等群众较为集中的场所采用张贴宣传画、书写墙体标语、刊出黑板报、进村入户讲解等形式进行宣传。学校每学期开设2节包虫病健康教育课，书写墙体标语210幅，刊出黑板报10期。

6.自编群众喜闻乐见的文艺节目进行宣传。如我们自编自演的“三句半”《包虫病防治到我家》，通过演出收到了很好的效果。

（二）健康教育的途径

1.行政途径

采用项目领导小组成员单位、项目乡（镇）和村委会三级串发的形式，将宣传单发放至农牧民手中，或张贴在村委会办公室等人口集中的地方，在召开会议时进行宣传。特点是具有权威性和强制性。

2.教育途径

通过教育局—学区—学校（幼儿园）—教师—学生（幼儿）—家长的宣传模式，抓住小学生最爱听教师的话、最乐意完成教师布置的任务这个特点进行宣传，形成“小手拉大手”的宣传教育模式。特点是家长愿意接受。

3.卫生途径

通过卫生局、疾控中心—乡（镇）卫生院—村卫生所室—群众的渠道，在群众看病、打针、输液的地方张贴宣传画，抓住群众急于治病、尽快治愈的心理，宣讲防病知识。

4.宗教途径

我县是个以藏族为主体的自治县，宗教信仰有藏传佛教、伊斯兰教等，通过县民族宗教局，重点对寺院—僧侣—信教群众和清真寺—阿訇—信教群众，在进行佛事和礼拜活动时进行宣传。

四、工作体会

（一）项目支持是做好包虫病防治工作的前提

我县是经济基础比较薄弱的民族自治县，属国家新一轮扶贫开发重点县，省财政补贴县。农牧民人均纯收入低，人畜间包虫病发病率高，对农牧民群众的危害大，严重影响全县畜牧业的发展。没有项目的支持，就无法开展人畜间包虫病日常监测、健康教育宣传、病人治疗、犬的药物驱虫等工作。

（二）领导重视、部门配合、社会参与是包虫病防治工作取得成效的保证

包虫病是一种人兽共患性疾病，卫生与畜牧兽医部门配合，开展连续系统的监测；宣传、教育部门积极进行宣传教育；卫生部门做好协调，建立起分工明确、责任到人、专业人员和广大群众共同参与的预防工作长效机制，使防治体系延伸到基层和村组，防治人员落实到农牧户，有计划、有步骤地开展防治工作，包虫病将得到有效的控制。

（三）制订防治规划和技术方案是做好包虫病防治工作的关键

近年来，县委、县政府非常重视包虫病防治工作，从加强领导、健全组织、依靠群众、严格管理、落实措施等方面入手，做了大量卓有成效的工作。按照“依法管理、综合防治、加强监测、控制传播”的原则，根据《中华人民共和国传染病防治法》和《2007年中央补助地方公共卫生专项资金包虫病防治项目甘肃省技术方案》，制订下发了《天祝藏族自治县2008年包虫病防治项目技术方案》，明确了职责。各部门依照《2007年中央补助地方公共卫生专项资金包虫病防治项目甘肃省技术方案》认真、细致地开展工作，使项目进展顺利。

（四）高素质的专业队伍是做好包虫病防治工作的基础

卫生、畜牧、工商等部门专业队伍稳定，奖罚机制完善，极大地调动了工作积极性。注重派专业人员参加省、市举办的培训班，进一步提高了专业技术水平，能科学、规范地开展流行病学调查、病人药物和手术治疗、家牧犬定期驱虫、家畜定点屠宰、肉食品卫生检疫。

（五）开展包虫病宣传教育和业务培训，健全县、乡（镇）、村三级疫情报告网，是包虫病防治工作的一项重要措施

县上每年对有关干部、群众和医务人员进行包虫病防知识培训和广泛而持久的健康教育，增强了人们的自我保护能力，帮助和引导农牧民养成健康的生产和生活习惯。医疗卫生单位发现包虫病病例及时上报，使包虫病患者得到免费药物和手术治疗，极大地减轻了农牧民群众的经济负担，真正体现了党和政府的关怀。

五、存在的问题

1.项目资金不足，严重制约着项目的顺利进行。

2.虽然给项目县配备了一台B超机，但我县人口多、居住分散，项目任务重，无法满足项目发现病人、治疗病人的需求。

3.项目没有驱虫人员报酬和饵料经费。

4.我县地域辽阔，山大沟深，交通极为不便，交通工具缺乏，给项目工作的开展带来严重影响。

六、今后工作的打算

1.在做好包虫病防治工作的基础上，积累工作经验，探索包虫病控制的有效策略，培养包虫病防治专业人才，逐步降低我县人群包虫病的感染率和发病率。

2.继续开展形式多样的健康教育，逐步提高农牧民包虫病防治知识知晓率。

3.进一步搞好部门协作。各相关部门要各司其职，加强配合。畜牧兽医部门开展牲畜检疫，在项目支持下对家牧犬定期进行药物驱虫。及时掌握家畜和犬的感染情况，严格病畜脏器进行无害化处理。各乡（镇）要按属地化管理原则，加强辖区内各部门间的协调，做好包虫病防治工作。

4.收集整理监测资料，进行科学、系统的分析，及时发现问题，纠正问题，科学、规范地开展包虫病防治，使包虫病防治工作逐一步走上规范化和法治化管理轨道。

天祝县疾控中心

2009年3月20日

第三节　合作市包虫病防治项目实施情况

一、基本情况

合作市地处青藏高原东部，东连卓尼县、南靠碌曲县、西接夏河县、北倚临夏回族自治州和政、临夏两县。全市土地面积为2670平方千米，地区海拔在3000～4000米之间，属高寒湿润类型，冷季长，暖季短，年均气温为-0.5～3.5 ℃，年最高气温为28 ℃，最低气温为-23 ℃。

合作市是一个以藏族为主的多民族聚居区，也是甘南藏族自治州州府所在地，全市现辖6个乡、4个街道办，有37个村委会、8个社区居委会、236个村（居）民小组，总人口约为8.1万，其中藏族4.4万人，占总人口的54%；农村人口约占60%，属国家级贫困县（市）之一。

2008年，在那吾藏族中心小学，采集儿童血清560份，检测结果儿童血清阳性率为8.58%；在6乡采集犬粪便标本900份，送至省疾控中心进行检测。

在市动物检疫局的协助下完成牛、羊包虫病感染调查工作，共计调查牛341头，检出病牛15头，感染率为6.89%；调查羊633只，检出病羊65只，感染率为8.2%。

二、包虫病防治项目工作具体实施措施

（一）加强组织领导　建立健全三级防治网络体系

依据《包虫病防治项目管理方案》，2008年4月28日，我市召开了由乡政府、街道办主要领导参加的“合作市包虫病防治项目启动会”。会议由市卫生局局长金英杰主持，市委宣传部薛华部长、市政府赵苏静副市长参加会议并作了重要讲话。经会议研究决定，成立了由副市长任组长，多部门领导为成员的包虫病防治项目领导小组，成立了由各级业务人员组成的业务技术指导小组，各乡及街道办相应成立了领导小组及由村干部参与的包虫病防治队伍，实现了市-乡-村三级网络防治体系的建立和运转。制定了切合合作市实际的实施细则，明确了各级组织的分工及责任，确保项目实施质量与安全。

（二）广泛宣传　不断完善符合当地特点的健康教育活动促进健康教育新理念

我们认为，健康教育与健康促进是项目工作得以顺利实施的关键所在。因此，我们特别注重，重点采取了以下措施。

1.利用各乡、街道办党委、政府召开三级干部会议之际，协调安排将《重点传染病防治》内容纳入会议议程，起到培训、宣传双重效果，专业人员用藏、汉两语讲解包虫病及重点传染病防治知识，进一步明确村级干部在包虫病防治工作中的责任和义务，现场发放市疾控中心自制的藏、汉两文宣传单及其他相关宣传材料。

2. 2008年3月15日，我州大部分地区受境外“藏独势力”的影响，发生了一系列打砸抢烧事件。为了维护藏区稳定，在省政府的直接领导下，在藏区开展了一系列“维护藏区稳定，建设和谐甘南”的政治活动，各县、乡、村、寺院派驻工作组，常年开展法制教育、维护稳定工作，市疾控中心及时向市维稳办提交了请示报告，要求将包虫病防治及重点传染病防治的宣传、协调工作作为各村民及寺院维稳工作组的一项重要工作内容，市维稳办同意并转发市疾控中心起草的《合作市重点传染病及地方病防治文件汇编》，明确要求各维稳小组组织村民进行宣传，协调专业人员开展传染病防治工作，并要求将宣传、协调工作总结反馈给市维稳办，通过维稳工作平台，扩大了宣传覆盖面，为下一步开展工作奠定了坚

实的基础。

3.合作市矿产资源较为丰富，市矿产安检局每季度要进行一次矿产安全督导检查，市疾控中心利用这个时机，跟随他们的工作组将包虫病宣传图片材料下发到各矿点进行宣传，使广大外来人口了解包虫病及重点传染病防治知识，弥补了宣传工作的盲点。

4.在民族地区，僧侣的地位尤为特殊，他们的一言一行直接影响着群众的衣食住行，尤其是看病防病，首先要请示活佛，活佛向他们传达意志，因此疾病防治与寺院有着密不可分的关系，我们在各寺院法制工作组的协调下，组织僧侣用藏语宣传包虫病及重点传染病防治知识，充分利用活佛、僧侣在民众中的影响，深层次地开展健康教育与健康促进工作，其目的就是有力地促进各项防治工作的顺利开展。

5.与市教育局协调将健康教育、健康促进纳入小学教学计划，制定并完成最低评价标准：90%以上学生面授包虫病防治相关知识；每个乡树立一所模范示范学校，并完成小学生健康教育问卷活动；包乡专业人员完成工作任务后由学校分管领导出具工作小结，要求签字盖章并存档。

6.在城区、重点村镇涂刷以“免费查治包虫病造福一方老百姓”“月月犬驱虫，远离包虫病”“市疾控中心免费检查治疗包虫病”为内容的永久性墙体标语，全市共涂刷77条。

7.利用广播、电视、传播媒介，宣传包虫病等重点传染病防治知识。

8.制作流动宣传横幅及专栏，利用现场采血，筛查包虫病患者以及大型团体型公益活动之际进行宣传，起到了方便快捷、便于操作的效果。

9.结合犬只管理登记和犬驱虫以及目标人群问卷调查之际将包虫病防治知识宣传到家庭和个体。

10.与市动物检疫局联合在各屠宰场进行如何识别病变脏器、病变脏器无害化处理为重点内容的宣传活动。

（三）注重人才培养 全面提高基层专业人员的防治能力

2007年年底，省卫生厅主持召开了全省地方病防治工作会，会上意向将合作市列为2008年包虫病防治项目县（市），为使项目工作顺利开展，在没有正式确定项目实施单位的情况下，我们及时选派专业人员去学习B超影像诊断技术，半年后又参加由卫生部在新疆医科大学第一附属医院举办的国家级B超影像诊断技术提高班，为项目实施做了前期准备。

2008年，市疾控中心选派一名业务骨干到省疾控中心寄生虫病防治科进修学习包虫病实验室检测技能1年，为进一步落实好项目工作打下了基础。

项目正式启动后，市疾控中心举办了由全市包虫病防治骨干队伍参加的“包虫病防治项目技术指导培训班”，培训前、后进行了业务测试，培训后测试成绩明显提高，他们基本掌握了包虫病防治技能知识。随后又按项目工作要求，开展了第二轮、第三轮培训，从而建立了行之有效的防治办法和措施，前后培训医疗技术人员180多人次。利用各个街道办召开三级干部会议培训乡干部、村干部人员500人次。通过培训，有效地提高了行政和技术两支队伍的包虫病防治执行能力，为包虫病防治工作的顺利开展夯实了基础。

（四）落实责任　加强传染源的管理

我们明确地认识到犬驱虫工作是包虫病防治项目工作中较为突出的难点之一，依靠政府或者其他部门难以完成。经研究决定，对已造册登记的8335只犬作为驱虫目标，由市疾控中心自己承担犬驱虫工作，精心制定工作方案，明确工作目标与责任，包村到户，责任到人，切实狠抓落实工作。

2008年8月中旬，犬驱虫药发放到位，从9月份开始开展犬驱虫工作，我们将每月的1—5号定为犬驱虫日，依据我市的特点，采取以下两种策略。

城区：以街道办为单位，抽调2名医务人员，按造册登记住址进行入户工作，我市城区设四个街道办，共抽调8名医务人员。

农村：每乡抽市级一名业务工作人员，乡卫生院抽调一名业务工作人员，在乡党委、政府的协调及组织下，按登记造册犬只数将药品分发到各村民小组负责人手中，由村民小组负责人分发到养犬户家中，填写驱虫登记卡。2008年9—12月，我们集中开展了3次活动，发放5个月的药品。

（五）积极协调各医疗卫生机构参与　提高病人发现率

在民族地区，由于群众的健康意识落后，集中群众进行B超普查难以顺利实施，针对此种特殊情况，我们采取了以下措施：

1.对所有新农合健康体检的牧民进行归类整档，从档案记录查到的可疑患者，携B超仪入户检查确定；

2.尽可能动员所有目标人群进行免费检查肝、脾、肾、附件，以此调动目标人群的主动性，以便促进筛查工作并发现包虫病患者。

3.给辖区所有医疗单位B超室下发通知，要求凡属合作市市民，前来检查肝胆B超的按项目规定要求进行登记，每登记一位患者补助0.5元；发现包虫病人，并及时转诊的每例补助20元，以便调动工作人员的工作主动性和积极性。

通过以上措施，共完成筛查人群登记8818人，其中发现包虫病人62例，所有病人进行病案管理，并实施免费药物救治，部分病人已得到手术治疗，并对手术后患者进行随访。

（六）强化督导保证项目工作顺利实施

对包虫病患者药物治疗开始后每半个月进行调查，登记用药后的反应情况，对有不良反应者按照轻、中、重分级进行处理。

不定期派人抽查各村家犬驱虫情况，检查《包虫病防治项目犬驱虫治疗给药记录表》是否按时、准确记录；是否在确定的犬驱虫日按时投药等。

通过问卷统计分析普及率及认知度的变化，观察玩犬、犬不拴养、不纳入管理及病变动物脏器喂犬等感染包虫病的高危行为改变情况，对健康教育效果及时评价。

三、项目实施的经验及体会

（一）开发领导层是关键

领导重视是防治包虫病的关键。各级党委、政府主管领导亲自抓，把包虫病防治工作纳入党委、政府的工作机制，实行目标管理，作为实施科学发展观、保障人民群众身体健康的一项头等大事、实事来抓，极大地鼓舞和激励了我市包虫病防治工作者的信心和士气

（二）健全组织网络是基础

成立了由副市长任组长、多部门领导参加的包虫病防治项目领导小组及防治项目办公室，成立了由各级业务专家组成的业务技术指导小组，各乡及街道办相应成立了领导小组及由村干部参与的包虫病防治队伍，实现了市-乡-村三级网络防治体系的建立和运转，带动了我市包虫病防治工作的全面开展。

（三）动员群众参与是根本

动员全社会参与是防治包虫病的根本。项目工作的出发点和落脚点都在广大农牧民群众，只有依靠基层组织的力量，宣传和动员广大人民群众积极参与并切实掌握包虫病防治知识，才能使包虫病防治工作落到实处。

（四）资金保障是坚强的后盾

经费是保障项目工作的坚强后盾。在国家补助经费和省配套经费的支持下，我市的包虫病防治项目工作得以顺利实施。

（五）督导指导是有力的保证

上级督导是提高项目工作质量的根本保证。在督导中发现存在的问题并提出意见和建议，对提高基层包虫病防治人员业务水平和技能具有极大的促进作用，更好地促进各项工作的开展。

四、存在的主要困难和问题

（一）受多种因素影响，包虫病防治难度大

我市属国家级贫困县（市）之一，又是宗教信仰强烈民族地区，海拔高，自然条件恶劣，地广人稀，交通不便，农牧民文化素质低，自我保健意识淡薄，种

种因素，制约我市包虫病防治工作，而包虫病防治工作又是一个政府领导、多部门协作、群众参与的系统工程，我们在实施项目工程中，健康教育、健康促进，多部门协作，犬驱虫等工作中都遇到过许多困难和问题，投入了大量的防治经费，如何建立长效机制，需要上下人员的共同努力。

（二）基础设施落后，有碍项目工作的进一步开展

为了及时落实检测工作，鼓励并推进人感染血清检测及犬感染粪便检测工作，增加必需的仪器设备，如电脑、投影仪、发电机、酶标仪、检测试剂等，促进包虫病防治项目的质量与效果。

（三）农牧民居住环境卫生条件差，防病意识淡薄

一是我市人口多为少数民族，语言交流困难，农牧民文化程度较低，普遍缺乏基本的卫生防病知识，包虫病防病知识知效率不高。二是大多数牧民长期以来仍然过着传统的“逐水草而居、沿水草而牧”的游牧生活，人畜共饮受污染比较严重的河水、浅坑水，安全饮水得不到保障，极易感染包虫病。三是农牧民长期以来形成未经处理的染病动物内脏喂犬的习惯，在短期内难以改变。

（四）防治工作经费严重不足

我市经济发展落后，地方财政十分拮据，项目配套经费无法落实到位，基本上依靠上级财政转移支付开展工作，协调其他部门开展工作、病人随访等一系列工作经费难以保障，严重影响各项防治措施的进一步落实。

五、几点建议

（一）加强领导，进一步完善工作机制

包虫病防治是一项复杂的社会系统工程，单凭某个部门的力量难以有效控制包虫病流行。要加强领导，提高认识，建立在政府统一领导下多部门协调配合、广泛动员全社会共同参与的工作机制。要从构建和谐新牧区的高度出发，确保包虫病防治工作的可持续发展。

（二）更加深入广泛地开展健康教育工作

进一步加强对包虫病防治知识的宣传教育，提高各级干部和宗教人士对包虫病危害的认识，开设中小学生健康教育课，实现“小手拉大手”的健康教育目的。加强宣传的深度，扩大宣传的广度，提高宣传的频度，使健康教育工作更加深入、广泛、持久。

（三）切实落实传染源控制措施，加强屠宰管理

建议多部门协调配合，积极改善农牧民群众的居住生活环境。建议政府结合本地实际，广泛动员牧区群众积极参与犬驱虫工作，注重发挥宗教人士在野犬驱虫工作中的作用。加强牛、羊等牲畜的屠宰管理，对染病动物的内脏进行无害化

处理。要教育群众不用未经处理的染病动物内脏喂犬。

（四）加大经费投入，实施综合治理

2007年，包虫病纳入我国免费救治的重大传染病范围，中央财政给予公共卫生资金补助，专项经费主要用于病人治疗、犬驱虫、健康教育和技术培训等，但当地政府财力有限，项目工作经费无从落实，建议对经济落后的县（市）给予适当的政策倾斜，综合治理包虫病问题。

2008年，市疾控中心在包虫病防治项目工作中做了大量的工作，取得了一定的经验和成绩，但仍有许多不足，我们有决心和信心，在各级包虫病防治项目领导的支持下，新的一年里，将我市的包虫病防治工作推向一个新的阶段。

合作市疾病预防控制中心

2009年3月27日

第五章　防治效果

第一节　山丹县2008年包虫病防治项目工作总结

按照《甘肃省包虫病防治项目技术方案》要求，为全面了解和掌握我县包虫病流行现状，科学、规范地开展包虫病基线调查工作，我县制定了《山丹县包虫病防治项目技术方案》，并成立了以主管副县长为组长的调查领导小组，层层分工，将项目工作落实到实处。现将项目工作做一汇报如下：

一、背景资料

我县地处河西走廊中部，东靠永昌县，西邻甘州区、民乐县，北过龙首山与阿拉善右旗接壤，南以祁连山和青海省为界。总面积为5402.43平方千米（折合810.36万亩），直辖3镇5乡，6个居民委员会，辖区内年末总人口数为20.2万人，人口密度为37人/平方千米，多为汉族，其他民族较少，其中有回族、满族等分布全县各地。

二、包虫病病因、病理

包虫病是一种人畜共患的寄生虫病，普遍存在于广大牧区，其寄生虫的终宿主为犬、狼、狐等，中间宿主主要为羊，人因吃被虫卵污染的生肉、喝被虫卵污染的生水也可成为中间宿主。人作为该病原寄生虫的中间宿主，其幼虫可以导致肝包虫病、肺包虫病、脑包虫病等，该病发病进程缓慢，早期无明显症状，不便及时发现，出现临床症状时病程已发展到晚期，该病特点为幼年感染，青壮年发病，潜伏期长达3～5年甚至更长，治疗方法采用手术摘除包囊，治疗费用高，手术后复发概率较高，给本就贫困的农牧民群众造成极大的经济负担，使他们不能从事正常的生产劳动，更为严重的是一些家庭几人患病根本就无钱就医，对个人及家庭乃至社会造成极大的健康危害和经济损失。该病目前尚无有效的治疗方法，故有“虫癌”之称。

三、项目进展情况

（一）调查点选择

按照调查方案抽点标准，我县共抽取四个乡镇为调查点，分别为第一点霍城镇，第二点李桥乡，第三点马营乡，第四点中牧马场一场、二场。

（二）调查进程

1.人群包虫病患病率的调查

共对上述的四个调查点的1145名群众进行B超检查，共查出包虫病患者12位。其中2位为复发病人，10位为新查出病人。患病率为1.05%。采集疑似病人血清17份，其中阳性血清6份。血清阳性率为35.3%。

2. 12岁以下儿童包虫病血清学调查

共采集12岁以下儿童血清301份，其中霍城镇81份、李桥乡68份、马营乡82份、中牧马场二场70份，经省疾控中心检验，共检出血清学阳性8份。血清学阳性率为2.65%。

3.犬棘球绦虫感染调查

四个乡镇共采集犬粪108份，其中霍城镇25份、李桥乡22份、马营乡21份、中牧马场一场、二场40份，样品送省疾控中心检测。

4.全县2002—2007年包虫病病人登记摸底工作

通过疾控网络和对全县有手术水平的两所医院开展包虫病病人调查，共查出包虫病病人35人。

5.全县家（野）犬数量摸底调查

5—10月，全县各乡镇卫生院开展所属辖区的家（野）犬调查工作，经过统计，我县现有家（野）犬13000只。

四、包虫病感染和流行的情况分析

因我县大部分乡镇采取的是半农半牧生产生活方式，群众以面粉、牛羊肉、酥油、奶制品为主食，常年饮用沟水、河水，有喝生水的习惯；境内除牧民饲养的牛、马、羊外，均有养犬防盗的习惯，因此家犬、野犬在牧区随处可见，其排出的粪便严重污染草场、水源，导致牧民被虫卵感染的概率增加；加之群众家中卫生设施较差，卫生防病的观念淡薄，没有形成未病先防和主动接受健康检查的意识，患者常因经济拮据、就医不便等原因，导致病情发展到中晚期才到医院就诊，给早发现、早诊断、早治疗带来困难，因此包虫病患病率较高，而且呈逐年增高趋势。

五、存在的不足和今后的防治措施

包虫病是我县特有的地方病和传染病，长期危害着农牧民群众和广大干部职工的生产生活以及身体健康，是我县因病返贫的主要疾病之一，对区域经济的发展和社会进步及政治稳定等起着严重的负面影响，特别是在全面建设和谐、小康、平安社会的今天，加强包虫病的防治工作，切实为广大农牧区群众解除疾苦，逐步缓解因病致贫、因病返贫的现状显得尤为重要。因此，在充分调查研究、认真分析的基础上，结合县情、疾控工作和农牧区群众的实际，今后的防治工作应该从加强组织领导入手，狠抓各项措施的落实，积极开展预防和治理包虫病工作，切实减轻包虫病对广大干部群众的危害。

（一）提高认识，加强领导

把包虫病防治工作作为农村卫生工作的重点，作为农村工作的重要组成部分，从有效解决“三农”问题和践行“三个代表”重要思想的高度充分认识加强地方病防治工作的重要性、必要性和紧迫性。

（二）加大投入，切实改善防治包虫病的医疗设施

使包虫病防治工作的基础得到进一步夯实。

（三）加强宣传，转变观念

保护易感人群，通过健康教育，提高牧民群众对包虫病防治知识的知晓率，教育群众养成良好的卫生、生活习惯，不喝生水，不吃生食，饭前、便后洗手，不在草地上随地坐卧，不食患病动物和不明原因死亡动物的内脏，降低感染率。

（四）消灭传染源，切断传播途径

一是实施改水工程，兴建人畜饮水设施，改善饮水条件；二是定期对农牧户饲养的家犬进行驱虫，并对家犬的粪便进行妥善处理，对野犬进行集中捕杀深埋，消灭传染源；三是对患包虫病的动物的内脏，集中烧毁或深埋；四是定期或不定期开展包虫病调查工作，掌握包虫病的流行趋势，做到早发现、早诊断、早治疗，达到降低发病率和死亡率的目的。

第二节　山丹县2009年包虫病防治项目工作总结

按照《甘肃省包虫病防治项目方案》要求，为全面了解和掌握我县包虫病流行现状，科学、规范地开展包虫病基线调查工作，我县制定了《山丹县包虫病防治项目方案》，并成立了调查领导小组，层层分工，将项目工作落实到实处。现将项目工作自查情况做一总结如下：

一、背景资料

我县地处河西走廊中部，东靠永昌，西邻张掖、民乐，北过龙首山与阿拉善右旗接壤，南以祁连山和青海省为界。总面积为5402.43平方千米（折合810.36万亩），直辖3镇5乡，6个居民委员会，辖区内年末总人口数20.2万人，人口密度为37人/平方千米，多为汉族，其他民族较少，其中有回族、满族等分布全县各地。

二、包虫病病因、病理

包虫病是一种人畜共患的寄生虫病，普遍存在于广大牧区，其寄生虫的终宿主为犬、狼、狐等，中间宿主主要为羊，人因吃被虫卵污染的生肉、喝被虫卵污染的生水也可成为中间宿主。人作为该病寄生虫的中间宿主，其幼虫可以导致肝包虫病、肺包虫病、脑包虫病等，该病发病进程缓慢，早期无明显症状，不便及时发现，出现临床症状时病程已发展到晚期，该病特点为幼年感染，青壮年发病，潜伏期长达3～5年甚至更长，治疗方法采用手术摘除包囊，治疗费用高，手术后复发概率较高，给本就贫困的农牧民群众造成极大的经济负担，使他们不能从事正常的生产劳动，更为严重的是一些家庭几人患病根本就无钱就医，对个人及家庭乃至社会造成极大的健康危害和经济损失。该病目前尚无有效的治疗方法，故有“虫癌”之称。

三、包虫病防治情况概要

我县是一个以牧业为主的牧业县，特别是近几年来，大力发展羊产业和牛产业。

（一）人群包虫病患病率的调查

共对上述的4个调查点的8957名群众进行B超检查，共查出包虫病患者27位，其中2位为复发病人，25位为新查出病人。患病率为0.31%。采集疑似病人血清120份，其中阳性血清18份，血清阳性率为15%。

（二）12岁以下儿童包虫病血清学调查

共采集12岁以下儿童血清1053份，经省疾控中心检验，共检出血清学阳性38份。血清学阳性率为3.6%。

（三）犬棘球绦虫感染调查

4个乡（镇）共采集犬粪687份，样品送省疾控中心检测。

四、项目进展情况

2009年5月18日，县政府召开山丹县中央补助地方包虫病防治项目启动会议，县政府副县长何莉出席会议并做了重要讲话，会议指出，要从学习实践科学发展观、服务三农的高度出发，按照十七大关注民生的要求和温家宝总理“重视和支持高寒牧区包虫病防治工作”的指示精神，进一步动员全县各级政府、各有关部门统一思想、提高认识，明确任务、靠实责任，细化措施、狠抓落实，全力以赴抓好我县包虫病防治项目工作。

五、包虫病感染和流行的情况分析

因我县大部分乡镇采取的是半农半牧生产、生活方式，群众以面粉、牛羊肉、酥油、奶制品为主食，常年饮用沟水、河水，有喝生水的习惯；境内除牧民饲养的牛、马、羊外，均有养犬防盗的习惯，因此家犬、野犬在牧区随处可见，其排出的粪便严重污染草场、水源，群众被虫卵感染的概率增加；加之群众家中卫生设施较差，卫生防病的观念淡薄，没有形成未病先防和主动接受健康检查的意识，患者常因经济拮据、就医不便等原因，而导致病情发展到中晚期才到医院就诊，给早发现、早诊断、早治疗带来困难，因此包虫病患病率较高，而且呈逐年增高趋势。

六、存在的问题

1.项目的驱虫药品滞后，导致驱虫工作无法开展。
2.治疗药物的有效期限短，导致药品失效浪费。
3.项目所需物资不到位，如：B超仪。
4.B超诊断水平不高。

七、今后防治措施

包虫病是我县特有的地方病和传染病，长期危害着农牧民群众和广大干部职工的生产、生活以及身体健康，是我县因病返贫的主要疾病之一，对区域经济的发展和社会进步及政治稳定等起着严重的负面影响，特别是在全面建设和谐、小康、平安社会的今天，加强包虫病的防治工作，切实为广大农牧区群众解除疾苦，逐步缓解因病致贫、因病返贫的现状显得尤为重要。因此，在充分调查研究、认真分析的基础上，结合县情、疾控工作和农牧区群众的实际，今后的防治工作应该从加强组织领导入手，狠抓各项措施的落实，积极开展预防和治理包虫病工作，切实减轻包虫病对广大干部群众的危害。

（一）提高认识，加强领导

把包虫病防治工作作为农村卫生工作的重点，作为农村工作的重要组成部分，从有效解决“三农”问题和践行“三个代表”重要思想的高度充分认识加强地方病防治工作的重要性、必要性和紧迫性。

（二）加大投入，切实改善防治包虫病的医疗设施

使包虫病防治工作的基础得到进一步夯实。

（三）加强宣传，转变观念

保护易感人群，通过健康教育，提高牧民群众对包虫病防治知识的知晓率，教育群众养成良好的卫生、生活习惯，不喝生水，不吃生食，饭前、便后洗手，不在草地上随地坐卧，不食患病动物和不明原因死亡动物的内脏，降低感染率。

（四）消灭传染源，切断传播途径

一是实施改水工程，兴建人畜饮水设施，改善饮水条件；二是定期对农牧户饲养的家犬进行驱虫，并对家犬的粪便进行妥善处理，对野犬进行集中捕杀深埋，消灭传染源；三是对患包虫病动物的内脏，集中烧毁或深埋；四是定期或不定期开展包虫病调查工作，掌握包虫病的流行趋势，做到早发现、早诊断、早治疗，达到降低发病率和死亡率的目的。

第三节 山丹县2010年包虫病防治项目工作总结

项目从2010年1月上旬全面展开，对县、乡（镇）、村三级人员进行了包虫病防治项目技术方案培训班2次，参加培训人员265人次，并进行培训前、后健康问卷530份，知晓率达95%以上。B超筛查2895人次，新发现包虫病病人4例，共管理病人55人，免费发放阿苯达唑片剂720片、乳剂218瓶（54500 mL），共登记管理犬10768只，投放吡喹酮2轮64600余片，对8个乡（镇）全面展开犬粪采集工作，发放犬粪采样手套1600双、记号笔108支、塑料袋108个、犬粪管1600个，B超记录本9本、健康问卷2160份、采样表108张，共采集犬粪1600份，按照市疾控中心安排将在3月15日之前送检998份，计划在3月22日送检剩余的602份，同时对辖区内所有行政村的犬驱虫记录本和包虫病健康教育宣传牌分别进行更换（共108个）。每个乡（镇）安排至少3副以上墙体标语来宣传国家对包虫病防治的有关政策，经过督导正在陆续落实。

2010年包虫病防治工作一季度报表

<u>甘肃</u>省<u>张掖</u>市（自治州）<u>山丹</u>县（市、区）

一、基本情况

1.防治工作的乡数	6个
2.行政村数总数	115个
3.包虫病流行行政村数	77个
4.包虫病流行乡常住人口数	145229人
5.包虫病流行行政村人口数	31009人
6.B超检查人数	12000人

二、人群感染和患病的调查

1.血清学检查方法和人数	0
2.阳性人数	0
3.影像学检查人数	432
4.总患病人数	
囊型	31
泡型	□□□
混合型	□□□
未分型	□□□
5.药物治疗人数	
囊型	31
泡型	□□□
混合型	□□□
未分型	□□□
6.发放的药物数量	
阿苯达唑片剂	3740片
阿苯达唑乳剂	7500 mL
7.实际服用的药物数量	
阿苯达唑片剂	3740片
阿苯达唑乳剂	7500 mL
8.手术治疗人数	
囊型	3

泡型　　□□□
混合型　　□□□
未分型　　□□□

9.随访结果

治愈病人数　　3
有效病人数　　25
无效病人数　　3
死亡病人数　　□□□
排除病人数　　□□□
失访病人数　　□□□

三、牲畜感染情况的调查

1.抽查屠宰的牲畜种类和数量

牛、牦牛　　□□□□头
羊　　只
猪　　□□□□头

2.棘球蚴感染数

牛、牦牛感染数　　□□□□头
羊感染数　　只
猪感染数　　□□□□头

四、传染源控制

1.流行乡犬总数　　5221条【目前只在3个乡镇开展了工作，4月份全县开展工作】

2.登记管理的犬的数量　　5221条

3.调查检测的犬数　　正在收集犬粪，计划采集2260只犬的犬粪

4.感染犬数　　未送检

5.犬药物驱虫

1月　药物驱虫犬数：　　□□□□条
2月　药物驱虫犬数：　　□□□□条
3月　药物驱虫犬数：　　5214条
4月　药物驱虫犬数：　　□□□□条
5月　药物驱虫犬数：　　□□□□条
6月　药物驱虫犬数：　　□□□□条

7月　药物驱虫犬数：　□□□□条
8月　药物驱虫犬数：　□□□□条
9月　药物驱虫犬数：　□□□□条
10月　药物驱虫犬数：　□□□□条
11月　药物驱虫犬数：　□□□□条
12月　药物驱虫犬数：　□□□□条

调查人＿汪杰＿

2010年包虫病防治工作二季度报表

＿甘肃＿省＿张掖＿市（自治州）＿山丹＿县（市、区）

一、基本情况

1.防治工作的乡数	6个
2.行政村数总数	115个
3.包虫病流行行政村数	77个
4.包虫病流行乡常住人口数	145229人
5.包虫病流行行政村人口数	31009人
6.B超检查人数	12000人

二、人群感染和患病的调查

1.血清学检查方法和人数	0
2.阳性人数	0
3.影像学检查人数	2368
4.总患病人数	
囊型	20（注：一季度4人二季度16人）
泡型	□□□
混合型	□□□
未分型	□□□
5.药物治疗人数	
囊型	20
泡型	□□□
混合型	□□□
未分型	□□□

6.发放的药物数量

阿苯达唑片剂	1640片
阿苯达唑乳剂	46000 mL

7.实际服用的药物数量

阿苯达唑片剂	1640片
阿苯达唑乳剂	46000 mL

8.手术治疗人数

囊型	3
泡型	□□□
混合型	□□□
未分型	□□□

9.随访结果：

治愈病人数	3
有效病人数	17
无效病人数	0
死亡病人数	□□□
排除病人数	□□□
失访病人数	□□□

三、牲畜感染情况的调查

1.抽查屠宰的牲畜种类和数量

牛、牦牛	□□□□头
羊	98只
猪	□□□□头

2.棘球蚴感染数

牛、牦牛感染数	□□□□头
羊感染数	0只
猪感染数	□□□□头

四、传染源控制

1.流行乡犬总数	10585条
2.登记管理的犬的数量	10585条
3.调查检测的犬数	2237条
4.感染犬数	144条（市疾控中心完成1074份样品的检验，阳性144份）

5.犬药物驱虫

1月　药物驱虫犬数：　□□□□条
2月　药物驱虫犬数：　□□□□条
3月　药物驱虫犬数：　□□□□条
4月　药物驱虫犬数：　10435条
5月　药物驱虫犬数：　10585条
6月　药物驱虫犬数：　10502条
7月　药物驱虫犬数：　□□□□条
8月　药物驱虫犬数：　□□□□条
9月　药物驱虫犬数：　□□□□条
10月　药物驱虫犬数：　□□□□条
11月　药物驱虫犬数：　□□□□条
12月　药物驱虫犬数：　□□□□条

调查人 汪杰

2010年包虫病防治工作三季度报表

甘肃 省 张掖 市（自治州） 山丹 县（市、区）

一、基本情况

1.防治工作的乡数　6个
2.行政村数总数　115个
3.包虫病流行行政村数　77个
4.包虫病流行乡常住人口数　145229人
5.包虫病流行行政村人口数　31009人
6. B超检查人数　12000人

二、人群感染和患病的调查

1.血清学检查方法和人数　0
2.阳性人数　0
3.影像学检查人数　7500
4.总患病人数
囊型　17
泡型　□□□
混合型　□□□

未分型　□□□

5.药物治疗人数

囊型　17

泡型　□□□

混合型　□□□

未分型　□□□

6.发放的药物数量

阿苯达唑片剂　660片

阿苯达唑乳剂　67750 mL

7.实际服用的药物数量

阿苯达唑片剂　660片

阿苯达唑乳剂　67750 mL

8.手术治疗人数

囊型　0

泡型　□□□

混合型　□□□

未分型　□□□

9.随访结果

治愈病人数

有效病人数　17

无效病人数　0

死亡病人数　□□□

排除病人数　□□□

失访病人数　□□□

三、牲畜感染情况的调查

1.抽查屠宰的牲畜种类和数量

牛、牦牛　□□□□头

羊　298只

猪　□□□□头

2.棘球蚴感染数

牛、牦牛感染数　□□□□头

羊感染数　0只

猪感染数　□□□□头

四、传染源控制

1.流行乡犬总数　　10585条
2.登记管理的犬的数量　　10585条
3.调查检测的犬数
4.感染犬数　　未送检
5.犬药物驱虫
　1月　药物驱虫犬数：　□□□□条
　2月　药物驱虫犬数：　□□□□条
　3月　药物驱虫犬数：　□□□□条
　4月　药物驱虫犬数：　10435条
　5月　药物驱虫犬数：　10585条
　6月　药物驱虫犬数：　10502条
　7月　药物驱虫犬数：　10567条
　8月　药物驱虫犬数：　10558条
　9月　药物驱虫犬数：　10541条
　10月　药物驱虫犬数：　□□□□条
　11月　药物驱虫犬数：　□□□□条
　12月　药物驱虫犬数：　□□□□条

调查人　汪杰

2010年包虫病防治工作四季度报表

甘肃　省　张掖　市（自治州）　山丹　县（市、区）

一、基本情况

1.防治工作的乡数　　6个
2.行政村数总数　　115个
3.包虫病流行行政村数　　77个
4.包虫病流行乡常住人口数　　145229人
5.包虫病流行行政村人口数　　31009人
6.B超检查人数　　12000人

二、人群感染和患病的调查

1.血清学检查方法和人数　　0

2.阳性人数　0
3.影像学检查人数　7500
4.总患病人数
　囊型　17
　泡型　□□□
　混合型　□□□
　未分型　□□□
5.药物治疗人数
　囊型　17
　泡型　□□□
　混合型　□□□
　未分型　□□□
6.发放的药物数量
　阿苯达唑片剂　660片
　阿苯达唑乳剂　67750 mL
7.实际服用的药物数量
　阿苯达唑片剂　660片
　阿苯达唑乳剂　67750 mL
8.手术治疗人数
　囊型　0
　泡型　□□□
　混合型　□□□
　未分型　□□□
9.随访结果
　治愈病人数
　有效病人数　17
　无效病人数　0
　死亡病人数　□□□
　排除病人数　□□□
　失访病人数　□□□

三、牲畜感染情况的调查

1.抽查屠宰的牲畜种类和数量
　牛、牦牛　□□□□头

羊　298只
猪　□□□□头
2.棘球蚴感染数
牛、牦牛感染数　□□□□头
羊感染数　0只
猪感染数　□□□□头

四、传染源控制

1.流行乡犬总数　10585条
2.登记管理的犬的数量　10585条
3.调查检测的犬数
4.感染犬数　未送检
5.犬药物驱虫
1月　药物驱虫犬数：　□□□□条
2月　药物驱虫犬数：　□□□□条
3月　药物驱虫犬数：　□□□□条
4月　药物驱虫犬数：　10435条
5月　药物驱虫犬数：　10585条
6月　药物驱虫犬数：　10502条
7月　药物驱虫犬数：　10567条
8月　药物驱虫犬数：　10558条
9月　药物驱虫犬数：　10541条
10月　药物驱虫犬数：　□□□□条
11月　药物驱虫犬数：　□□□□条
12月　药物驱虫犬数：　□□□□条

调查人 汪杰

第四节　山丹县2011年包虫病防治项目工作总结

项目从2011年1月上旬全面展开，对县、乡（镇）、村三级人员进行了包虫病防治项目技术方案培训班2次，参加培训人员265人次，并进行培训前、后健康问卷530份，知晓率达95%以上。B超筛查12350人次，新发现包虫病人8例，共管理病人59人，免费发放阿苯达唑片剂640片、乳剂306瓶（76500 mL），共登记管理犬10768只，投放吡喹酮5轮105850余片，对8个乡（镇）全面展开犬粪采集工作，发放犬粪采样手套1600双、记号笔108支、塑料袋108个、犬粪管1600个，B超记录本9本、健康问卷2160份、采样表108张，共采集犬粪1600份，按照市疾控中心安排将在3月15日送检998份，3月22日送检剩余的591份，检出阳性犬粪118份，阳性率为7.37%。4月中旬到下旬15天之内对包虫病发病率较高的霍城镇、大马营乡、李桥乡、位奇镇的12所学校开展了包虫病健康教育课，给学生和老师们讲解了包虫病的传染源、传播途径、怎样预防包虫病以及国家目前对包虫病的相关治疗和救助政策，共计20课时。5月份在城区内2家牛羊屠宰场对317只羊做了肝脏检测，发现患囊型包虫病羊9只。5月下旬在包虫病发病率较高的乡（镇）对12岁以下人群采集血清1612份，检出阳性血清22份，阳性率为1.4%。提早完成了2011年的项目指标。同时对辖区内所有行政村的犬驱虫记录本和包虫病健康教育宣传牌分别进行更换（共108个）。每个乡镇安排至少3副以上墙体标语来宣传国家对包虫病防治的有关政策，经过督导正在陆续落实。从6月份开始截至11月30日全面展开2011年项目工作，B超筛查4895人，新发现病人1例，共管理病人60例，免费发放阿苯达唑乳剂89瓶（22250 mL），对10768只家犬全面进行驱虫投药4轮，发放吡喹酮片剂86144片。9月上旬开始了2011年的犬粪采集任务，共采集犬粪2100份，于9月22日送张掖市疾控中心检验科。7月份在城区3家牛羊屠宰场做了畜间监测工作，排查牛羊260只，发现囊性包虫4例，感染率为1.5%。计划在10月份将12岁以下儿童血清监测任务全面完成。

以下是项目实施过程中的一些影像资料：

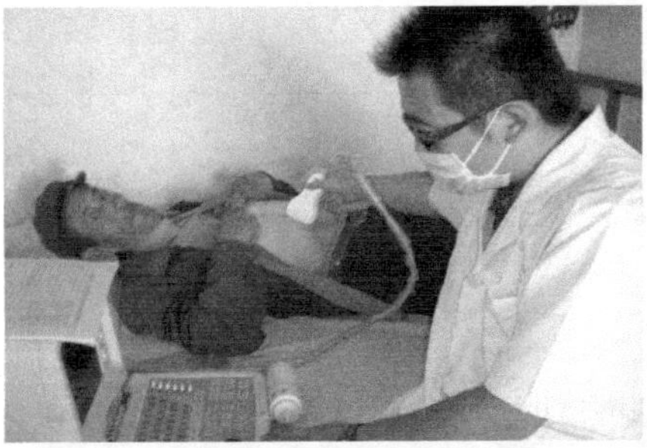
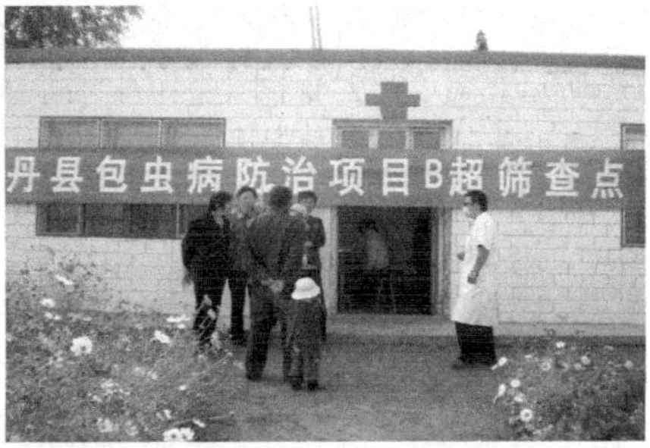

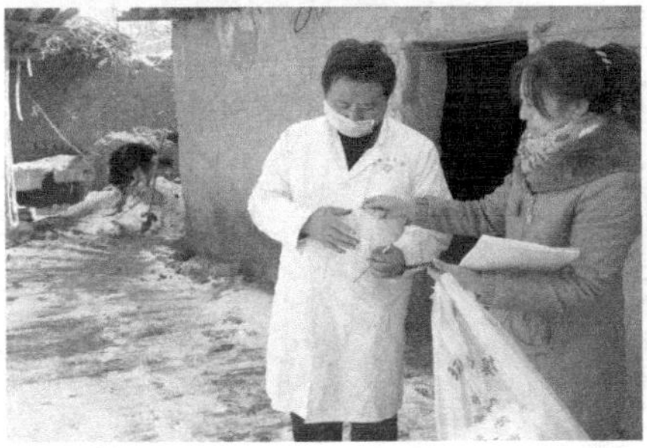
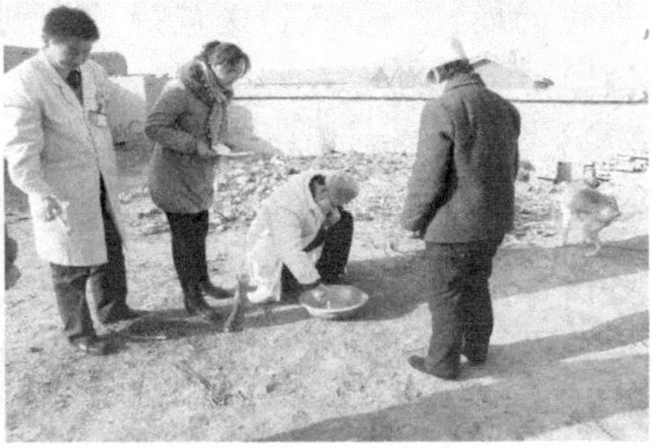

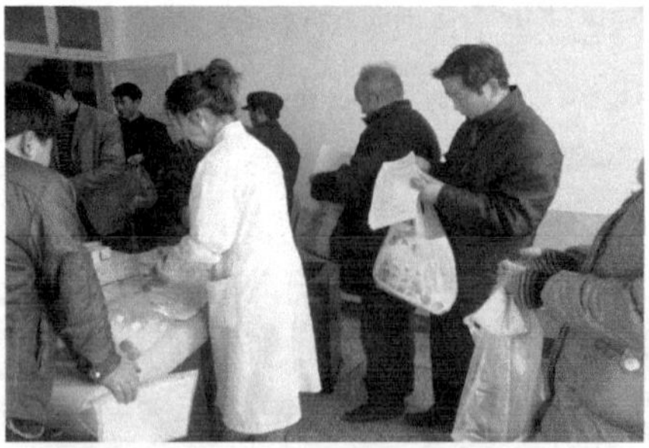
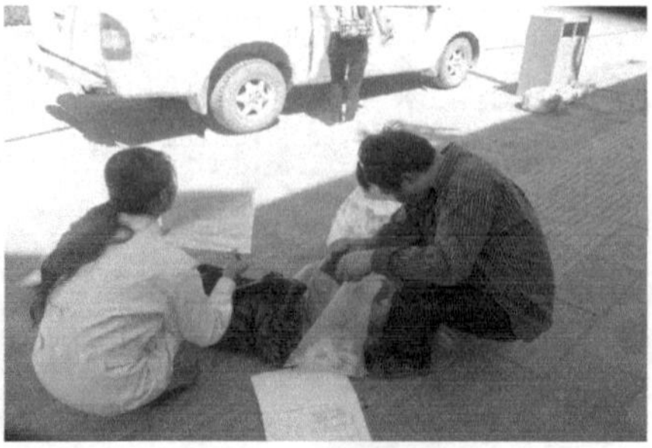
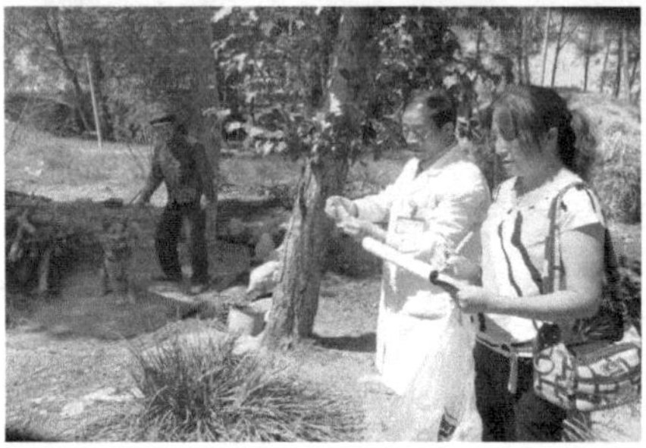
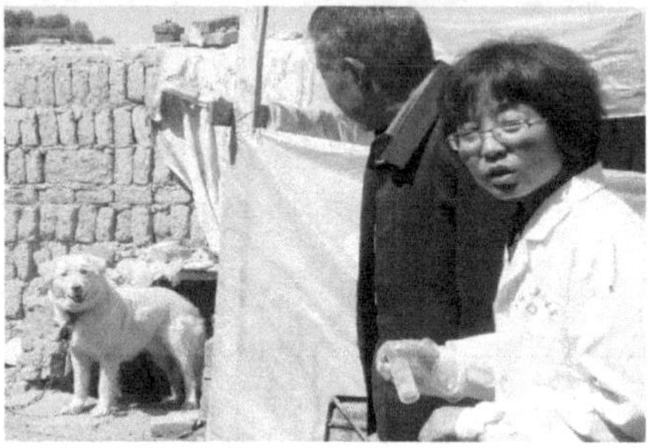

第五节　山丹县2012年包虫病防治项目工作总结

根据《甘肃省包虫病流行情况调查技术方案》要求，结合我县包虫病防治工作的实际情况，在县委、县政府的正确领导下，在省、市疾控中心和我县卫生行政部门的大力支持下，通过各个部门的工作人员的共同努力，我县包虫病流行情况调查项目是在2012年1月上旬全面展开，目前各项工作均已完成，现将工作情况做以总结如下：

一、组织和管理

（一）成立了项目领导小组

为切实搞好我县的包虫病流行情况调查项目工作，成立以主管副县长为组长，卫生局局长、畜牧兽医局局长为副组长，财政局等11个单位和各乡（镇）主管领导为成员的领导小组。

（二）成立了项目技术指导小组

成立了由县疾控中心主任为组长，县畜牧兽医局副局长、县医院院长为副组长，县畜牧兽医局和县疾控中心专业人员为成员的技术指导小组，具体负责包虫病防治项目的人员培训、健康教育、犬驱虫药品的发放、包虫病病人的发现和确诊，药物治疗和手术救助资料的收集整理与上报。

二、调查项目开展情况

（一）项目实施点选择

根据项目实施方案要求，选择我县的霍城镇、大马营乡、清泉镇、位奇镇为项目实施点。

（二）人群患病情况调查

人群B超共筛查3205人次，新发现包虫病病人6例，按照有关的规定，均采用网络直报或传染病报告卡对发现的所有确诊的病人进行报告，并规范管理，进行药物治疗，同时对手术病人进行了审批上报。

（三）终宿主感染情况调查

对所选中乡（镇）的16个村进行了犬粪采集工作，共采集犬粪480份，送市疾控检验，检测结果阳性100份，犬粪抗原阳性率为20.8%。

（四）中间宿主患病情况调查

5月份对所选中乡（镇）的屠宰点和集市的1018只羊进行了肝脏检测，共发现带囊羊11只。羊患病率为0.99%。羊平均感染率为12.08%。带囊脏器均进行了无害化处理。

（五）儿童感染情况和患病情况调查

对霍城镇、大马营乡、清泉镇、位奇镇的小学开展了12岁以下的学生血清采集工作，共采集血清1616份，经中心实验室检测后，检出阳性血清52份，儿童血清阳性率为3.21%。

（六）防治知识和行为知晓情况调查

在16个村共发放调查问卷979份，其中学生648份，成人331份。合格试卷604份，防治知识知晓率为62%。

（七）数据整理及上报

截至8月20日，完成数据库计算机两次录入。

（八）健康教育

1.宣传墙宣传

在县城和乡（镇）道路边，设立宣传墙体喷图2幅，书写墙体标语6条，制作宣传展板3块，电子屏宣传标语1条。

3月在学校内对包虫病发病率较高的霍城镇、大马营乡、李桥乡、位奇镇的12所学校开展了包虫病健康教育课，给学生和老师们讲解了包虫病的传染源、传播途径、怎样预防包虫病以及国家目前对包虫病的相关治疗和救助政策。

2.入户宣传

结合重点乡（镇）的B超筛查和犬登记、犬驱虫和采集犬粪的机会，发放重点地方病防治宣传画5000余张，宣传资料2万份，制作宣传图板4块，把宣传小展板在社区和资料发放到学校和村级卫生所。在有包虫病病人的乡（镇）、村，进村入户宣传。对病人家属详细解释国家的政策，解决他们的后顾之忧。把包虫病的传播途径和国家的政策用简单明了的话语表达出来，受到群众的一致好评。

三、存在的问题

1.犬粪采集难度比较大。

2. B超筛查工作乡（镇）一级工作进度缓慢。乡（镇）、村两级对项目工作重视力度不够。

3.农村大部分高发人群大部分出外打工，对病人的发现有一定的影响。

四、今后防治措施

包虫病是我县特有的地方病和传染病，长期危害着农牧民群众和广大干部职工的生产、生活以及身体健康，是我县因病返贫的主要疾病之一，对区域经济的发展和社会进步及政治稳定等起着严重的负面影响，特别是在全面建设和谐、小康、平安社会的今天，加强包虫病的防治工作，切实为广大农牧区群众解除疾苦，逐步缓解因病致贫、因病返贫的现状显得尤为重要。因此，在充分调查研究、认真分析的基础上，结合县情、疾控工作和农牧区群众的实际，今后的防治工作应该从加强组织领导入手，狠抓各项措施的落实，积极开展预防和治理包虫病工作，切实减轻包虫病对广大干部群众的危害。

（一）提高认识，加强领导

把包虫病防治工作作为农村卫生工作的重点，作为农村工作的重要组成部分，从有效解决“三农”问题和践行“三个代表”重要思想的高度充分认识加强地方病防治工作的重要性、必要性和紧迫性。

（二）加大投入，切实改善防治包虫病的医疗设施

使包虫病防治工作的基础得到进一步夯实。

（三）加强宣传，转变观念

保护易感人群，通过健康教育，提高牧民群众对包虫病防治知识的知晓率，教育群众养成良好的卫生、生活习惯，不喝生水，不吃生食，饭前、便后洗手，不在草地上随地坐卧，不食患病动物和不明原因死亡动物的内脏，降低感染率。

（四）消灭传染源，切断传播途径

一是实施改水工程，兴建人畜饮水设施，改善饮水条件；二是定期对农牧户饲养的家犬进行驱虫，并对家犬的粪便进行妥善处理，对野犬进行集中捕杀深埋，消灭传染源；三是对患包虫病动物的内脏，集中烧毁或深埋；四是定期或不

定期开展包虫病调查工作，掌握包虫病的流行趋势，做到早发现、早诊断、早治疗，达到降低发病率和死亡率的目的。

第六节 山丹县2013年包虫病防治项目工作总结

根据《甘肃省2013中央补助地方包虫病防治项目实施方案》要求，结合我县的实际情况，我县积极安排，目前各项任务圆满完成，现将工作情况做一总结如下：

一、培训

对县、乡（镇）、村三级人员进行了包虫病防治知识技术方案培训班1次，参加培训人员46人次。

二、项目进展情况

（一）病人发现和儿童感染情况监测

截至目前，共对8549位辖区居民做了B超筛查工作，共发现5例包虫病病人。

共采集12岁以下儿童血清1705份。共检出血清阳性24份。血清阳性率为1.4%。

（二）病人药物治疗和手术救助

对发现的5例病人一一建立管理档案，定期发放药物治疗，并进行定期电话随访和复查随访。经B超复查，包囊均有不同程度的钙化（缩小）。对5例符合手术救助的病人资料上报省地办室，目前已手术1人。

（三）犬管理、驱虫及感染情况的调查

对全县的犬进行摸底调查登记，并对10785条家（牧）犬的驱虫工作进行登记管理。进行了3轮药物驱虫。在全县8个乡（镇）115个村共采集犬粪2100份，由于我中心实验室人员缺乏、设备不足等原因导致无法开展检验工作，目前正在积极协调解决此项工作。

（四）家畜感染情况调查

由于我县集中屠宰点拆迁在建，开展家畜调查难度较大，私屠乱宰现象较多，目前已完成1017只羊的调查任务，仅发现5只带囊羊，存在调查数据失真。

（五）健康教育

自项目开展以来，我县共举办了9期包虫病防治知识巡讲活动。参加活动人员1100余人。

人群涉及全县的6个乡（镇）的6所中心小学、2个社区、1个部门（妇联）。

健康教育内容包括包虫病等地方病防治知识。在学校通过开展健康教育课，专业人员讲解地方病防治知识，与学生互动，利用“小手拉大手”的形式，将健康的理念和国家的利民惠民政策，辐射到千家万户。在社区和妇联，采用有针对性的健康教育方式，对家庭主妇进行不养宠物狗、教育孩子饭前便后要洗手等内容的健康教育，普及防治知识，提高了包虫病防治核心信息知晓率，促进形成健康生产、生活行为。

1.健康教育形式

领导高度重视，联系广电部门拍摄了一部时长8 min的关于包虫病防治的专题片，在我县电视台《百姓栏目》播出，对我县的包虫病防治工作起到广泛宣传的作用。

2.入户宣传

结合重点乡镇的B超筛查和犬登记、犬驱虫和采集犬粪的机会，发放重点地方病防治宣传画5000余张、宣传资料1万余份，制作宣传图板4块，把宣传小展板和资料发放到学校和村级卫生所。在有包虫病病人的乡（镇）、村，进村入户宣传。对病人家属详细解释国家的政策，解决他们的后顾之忧。把包虫病的传播途径和国家的政策用简单明了的话语表达出来，受到群众的一致好评。

设立了内容包括包虫病防治知识的文化墙8面、宣传展板8个，积极印制内容包括鼠疫、包虫病、布病、碘缺乏病、地方性氟中毒防治手册1万余册，制作了围裙5000条、一次性茶杯5万个。对健康教育工作起到推广和加深印象的作用。

三、存在的问题和今后防治措施

1.实验室人员缺乏，设备不全，无法完成犬粪检测工作。

2. B超筛查工作乡（镇）一级工作进度缓慢。乡、村两级对项目工作重视力度不够。

3.犬驱虫工作药品投放率低。

4.农村大部分高发人群大部分出外打工，对病人的发现有一定的影响。

包虫病是我县特有的地方病和传染病，长期危害着农牧民群众和广大干部职工的生产、生活以及身体健康，是我县因病返贫的主要疾病之一，对区域经济的发展和社会进步及政治稳定等起着严重的负面影响，特别是在全面建设和谐、小康、平安社会的今天，加强包虫病的防治工作，切实为广大农牧区群众解除疾苦，逐步缓解因病致贫、因病返贫的现状显得尤为重要。因此，在充分调查研究、认真分析的基础上，结合县情、疾控工作和农牧区群众的实际，今后的防治工作应该从加强组织领导入手，狠抓各项措施的落实，积极开展预防和治理包虫病工作，切实减轻包虫病对广大干部群众的危害。

加强宣传，转变观念。保护易感人群，通过健康教育，提高牧民群众对包虫病防治知识的知晓率，教育群众养成良好的卫生、生活习惯，不喝生水，不吃生食，饭前、便后洗手，不在草地上随地坐卧，不食患病动物和不明原因死亡动物的内脏，降低感染率。

第七节　山丹县2014年包虫病防治项目工作总结

为认真做好中央和省市对包虫病综合防治工作的重要指示，按照中央、省、市、县委县政府的总体部署，坚持目标导向和问题导向，努力把包虫病综合防治工作与精准扶贫相结合，下功夫解决因病致贫、因病返贫问题，与寺庙整治相结合，以防病治病促进寺庙规范化管理，民族团结进步；与鼠害治理、草原生态恢复和建设相结合，改善包虫病流行区草原环境，促进群众致富增收；与社会治理相结合，让牧民群众养成好习惯、形成好风气，切实把包虫病综合防治工作推向新台阶，现结合我县实际将2014年度包虫病综合防治工作开展情况总结如下：

一、包虫病防治工作开展情况

（一）加强犬只管理和传染源的控制

强化犬只登记、拴养、驱虫和犬粪无害化处理等工作，结合《山丹县犬只规范化管理细则》，切实加强对公路沿线、生活垃圾场等重点场所流浪犬、疑染疫犬进行清理和无害化处理工作，其中捕杀染疫犬和流浪犬187条，并严格按照死畜禽无害化处理方法，及时进行了处理。各乡驱虫员每月10日走村入户对犬只进行“月月驱虫、犬犬投药”，家犬登记管理达100%，登记犬驱虫、犬粪无害化处理要达到100%。

（二）切实抓好畜间防控及鼠害治理

畜间防控和鼠害治理是今年攻坚工作中的重中之重，畜间防控包括了羊免疫和犬驱虫两大工作，羊免疫注释羊包虫病基因工程疫苗，由乡镇负责，各村村级防疫人员进行注射工作。羊免疫在畜间包虫病防控工作中起着至关重要的作用，做好羊免疫包虫病疫苗注射后，一方面能提高羊对包虫病的抵抗力，降低包虫病感染率，保护畜牧业健康发展；另一方面能有效降低包囊形成，切断包虫病的传播循环。今年我县共注射两次羊包虫病疫苗，春季和秋季防控工作共注射了毫升，覆盖了全县羊总数的95%基本达到了羊羊免疫。包虫病的主要传染来源于犬只，按照《山丹县犬只规范化管理细则》确实加强犬只管理规范，佩戴好项圈在院内拴养，每月给犬只投药后7天之内的粪便收集起来，放入犬粪无害化处理池中集中处理，每个季度进行一次犬粪收集上交动物疫病预防控制中心，2014年共上交了3次，480份犬粪。

（三）深入开展包虫病综合防治宣传教育工作

拓展宣传教育载体，强化正确舆论导向，针对牧民、学生、干部开展多样健康教育活动，改变群众不良的生产生活习惯，培养健康文明的生产生活方式，将包虫病综合防治知识纳入学校教育教学内容，每周学习两节包虫病等重大疾病防治知识的健康教育课，向学生发放包虫病宣传手册54000本，发挥好“小手拉大手”“一生带一户”的作用。将包虫病综合防治知识，健康生活理念、健康行为传入千家万户。

我县包乡专干负总责，乡镇卫生院专干配合村医在农闲期间，到农牧民家中开展了“预防包虫病从良好的卫生习惯开始”和“包虫病免费查治”的宣传教育活动和医疗服务工作。

（四）饮水安全和环境卫生

继续推进全县安全饮水巩固提升工程，全县47口井，加强已完成安全饮水项目后期运行维护管理，确保使用正常。为安全饮水项目作用发挥最大化，我县制定了安全饮水管理制度，并安排了专人管理和环境负责人。在运用过程中出现异常的井口要求县税务局进行维修，安排专人进行了维修，有异常的有4口井，目前全维修完正常运用。

（五）筛查治疗及实施救助力度

年内6—12周岁儿童病人新检出发现率下降到8%以下，在2014年3次筛查工作的基础上重点开展包虫病筛查查漏补缺工作，常住人口目标人群筛查率达到96.2%以上，通过开展“1+1+n”的工作模式积极开展随访和复查，做到应查尽查、应治尽治、应助尽助、应管尽管。对筛查中发现的疑似患者进一步采取B超检查加以确诊。对符合手术指针的患者，积极宣传教育动员手术治疗，年内完成手术治疗20例以上。其中药物钙化的患者8人，晚期患者3人。

二、动态化管理随访工作

（一）一季度一次的包虫病患者随访

县疾控中心领导联系县医院外科专家定期对包虫病患者进行“动态化管理”随访工作，开展病情复查并对患者发放包虫病免费药物，加强药物不良反应检测，及时有效处置药物不良反应。逐个开展巡回随访复查工作，深入牧区、农场等重点区域。动员患者及时外科手术，包虫病患者管理率为100%。

（二）患者管理和特色亮点

1.从乡、村到人分别建档，构建全县包虫病攻坚集中数据库，病人管理全覆盖，对所有患者进行电子档纸质档管理，记录病人诊断和发现包虫病时间治理情况，治疗和随访复查的有关信息，同时建立患病群众扶贫求助基础数据等“一对一”管理。

2.发放洗手器500台，以结对认亲活动为载体发放流水洗手器并教授洗手法。

3.加大包虫病综合防治工作宣传力度。

4.包虫病防治重点是做好个人卫生，养成良好的卫生习惯，因此我县组织县干部及卫生院医务人员组成宣讲队走村入户和群众面对面促膝交谈，宣传包虫病防治工作和相关政策。

5.我县对包虫病患者进行一对一管理，每个季度进行一次走村入户，到村、到户、到人，给患者进行包虫病检查，并发放包虫病治疗药物，符合手术的患者积极动员外科治疗，对交通不便、医疗机构服务可及性差的边远地区，开展巡回流动筛查服务、跟踪记录和治疗督导，记录病人诊断、治疗和随访复查的有关信息，规范病人管理。

6.结合县实际，重点抓好野犬清理、犬只系统化管理、犬粪无害化处理工作。

三、加强技能培训，提升相关人员的业务水平

在年内针对6个行政村驱虫员、村医及兽防员开展系统的包虫病综合防治知识和基本操作技能的培训3次，切实提升包虫病综合防治相关人员的业务水平。

四、存在的问题及下一步打算

虽然我县包虫病综合防治工作取得了较好的成绩，但距离县委、县政府确定的目标还存在一定的差距。如：我县牧民群众的思想观念还有待进一步转变，干部职工需要进一步强化宣传教育，犬只管理有待进一步规范。

在今年工作基础上下一步需要做好以下几点：一是进一步提高牧民群众的思想观念和促进牧民养成良好的日常卫生习惯。二是借用多种载体，充分调动社会各方面的力量进一步加大宣传力度。三是进一步完善包虫病综合防治工作基础数据动态管理，在今年的工作基础上确保包虫病综合防治工作各项基础数据的真实性和完整性。

第八节　山丹县2015年包虫病防治项目工作总结

一、项目实施点选择

根据项目实施方案要求，选择我县的霍城镇、大马营乡、清泉镇、位奇镇四个乡镇为项目实施点。

二、培训及健康教育

项目从2015年1月上旬全面展开，对县、乡（镇）、村三级人员进行了包虫病防治项目技术方案培训班1次，参加培训人员65人次。

三、人群患病情况调查

B超筛查3217人次，新发现包虫病人6例。

四、终宿主感染情况调查

共登记管理犬10768只，投放吡喹酮6轮129216余片。

对所选中的乡（镇）进行了犬粪采集工作，共采集犬粪360份，检测结果阳性86份，犬粪抗原阳性率为23.8%。

五、中间宿主患病情况调查

5月份在城区内2家牛羊屠宰场对1018只羊做了肝脏检测，发现患囊型包虫病羊11只。阳性率为0.99%。

六、儿童感染情况和患病情况调查

对霍城镇、大马营乡、清泉镇、位奇镇的4所学校开展了包虫病健康教育课，给学生和老师们讲解了包虫病的传染源、传播途径、怎样预防包虫病以及国家目前对包虫病的相关治疗和救助政策，共计4课时。对12岁以下人群血清采集1615份，血清学阳性54份，血清阳性率为3.34%

七、防治知识和行为知晓情况调查

调查工作已完成，数据统计中。

2015年包虫病防治工作一季度报表

甘肃 省 张掖 市（自治州） 山丹 县（市、区）

一、基本情况

1.防治工作的乡数　　6个
2.行政村数总数　　115个
3.包虫病流行行政村数　　77个
4.包虫病流行乡常住人口数　　145229人
5.包虫病流行行政村人口数　　31009人
6.B超检查人数　　12000人

二、人群感染和患病的调查

1.血清学检查方法和人数　　0
2.阳性人数　　0
3.影像学检查人数　　432
4.总患病人数
　囊型　　31
　泡型　　□□□
　混合型　　□□□
　未分型　　□□□
5.药物治疗人数
　囊型　　31
　泡型　　□□□
　混合型　　□□□
　未分型　　□□□
6.发放的药物数量
　阿苯达唑片剂　　3740片
　阿苯达唑乳剂　　7500 mL
7.实际服用的药物数量
　阿苯达唑片剂　　3740片
　阿苯达唑乳剂　　7500 mL
8.手术治疗人数
　囊型　　3

泡型　　□□□
混合型　　□□□
未分型　　□□□

9.随访结果

治愈病人数　　3
有效病人数　　25
无效病人数　　3
死亡病人数　　□□□
排除病人数　　□□□
失访病人数　　□□□

三、牲畜感染情况的调查

1.抽查屠宰的牲畜种类和数量

牛、牦牛　　□□□□头
羊　　只
猪　　□□□□头

2.棘球蚴感染数

牛、牦牛感染数　　□□□□头
羊感染数　　只
猪感染数　　□□□□头

四、传染源控制

1.流行乡犬总数　　5221条【目前只在3个乡镇开展了工作，4月份全县开展工作】
2.登记管理的犬的数量　　5221条
3.调查检测的犬数　　正在收集犬粪，计划采集2260只犬的犬粪
4.感染犬数　　未送检
5.犬药物驱虫

1月　药物驱虫犬数：□□□□条
2月　药物驱虫犬数：□□□□条
3月　药物驱虫犬数：5214条
4月　药物驱虫犬数：□□□□条
5月　药物驱虫犬数：□□□□条
6月　药物驱虫犬数：□□□□条

7月 药物驱虫犬数：□□□□条
8月 药物驱虫犬数：□□□□条
9月 药物驱虫犬数：□□□□条
10月 药物驱虫犬数：□□□□条
11月 药物驱虫犬数：□□□□条
12月 药物驱虫犬数：□□□□条

调查人 汪杰

2015年包虫病防治工作二季度报表

甘肃 省 张掖 市（自治州） 山丹 县（市、区）

一、基本情况

1.防治工作的乡数	6个
2.行政村数总数	115个
3.包虫病流行行政村数	77个
4.包虫病流行乡常住人口数	145229人
5.包虫病流行行政村人口数	31009人
6.B超检查人数	12000人

二、人群感染和患病的调查

1.血清学检查方法和人数	0
2.阳性人数	0
3.影像学检查人数	2368
4.总患病人数	
囊型	20
泡型	□□□
混合型	□□□
未分型	□□□
5.药物治疗人数	
囊型	20
泡型	□□□
混合型	□□□
未分型	□□□
6.发放的药物数量	

阿苯达唑片剂　　1640片
阿苯达唑乳剂　　46000 mL

7.实际服用的药物数量
阿苯达唑片剂　　1640片
阿苯达唑乳剂　　46000 mL

8.手术治疗人数
囊型　　3
泡型　　□□□
混合型　　□□□
未分型　　□□□

9.随访结果
治愈病人数　　3
有效病人数　　17
无效病人数　　0
死亡病人数　　□□□
排除病人数　　□□□
失访病人数　　□□□

三、牲畜感染情况的调查

1.抽查屠宰的牲畜种类和数量
牛、牦牛　　□□□□头
羊　　98只
猪　　□□□□头

2.棘球蚴感染数
牛、牦牛感染数　　□□□□头
羊感染数　　0只
猪感染数　　□□□□头

四、传染源控制

1.流行乡犬总数　　10585条
2.登记管理的犬的数量　　10585条
3.调查检测的犬数　　2237条
4.感染犬数　　144条（市疾控中心完成1074份样品的检验，阳性144份）

5.犬药物驱虫

1月　药物驱虫犬数：□□□□条

2月　药物驱虫犬数：□□□□条

3月　药物驱虫犬数：□□□□条

4月　药物驱虫犬数：10435条

5月　药物驱虫犬数：10585条

6月　药物驱虫犬数　10502条

7月　药物驱虫犬数：□□□□条

8月　药物驱虫犬数：□□□□条

9月　药物驱虫犬数：□□□□条

10月　药物驱虫犬数：□□□□条

11月　药物驱虫犬数：□□□□条

12月　药物驱虫犬数：□□□□条

调查人＿汪杰＿

2015年包虫病防治工作三季度报表

＿甘肃＿省＿张掖＿市（自治州）＿山丹＿县（市、区）

一、基本情况

1.防治工作的乡数　6个

2.行政村数总数　115个

3.包虫病流行行政村数　77个

4.包虫病流行乡常住人口数　145229人

5.包虫病流行行政村人口数　31009人

6.B超检查人数　12000人

二、人群感染和患病的调查

1.血清学检查方法和人数　0

2.阳性人数　0

3.影像学检查人数　7500

4.总患病人数

囊型　17

泡型　□□□

混合型　□□□

未分型　□□□

5.药物治疗人数

囊型　17

泡型　□□□

混合型　□□□

未分型　□□□

6.发放的药物数量

阿苯达唑片剂　660片

阿苯达唑乳剂　67750 mL

7.实际服用的药物数量

阿苯达唑片剂　660片

阿苯达唑乳剂　67750 mL

8.手术治疗人数

囊型　0

泡型　□□□

混合型　□□□

未分型　□□□

9.随访结果

治愈病人数

有效病人数　17

无效病人数　0

死亡病人数　□□□

排除病人数　□□□

失访病人数　□□□

三、牲畜感染情况的调查

1.抽查屠宰的牲畜种类和数量

牛、牦牛　□□□□头

羊　298只

猪　□□□□头

2.棘球蚴感染数

牛、牦牛感染数　□□□□头

羊感染数　0只

猪感染数　□□□□头

四、传染源控制

1.流行乡犬总数　　10585条
2.登记管理的犬的数量　　10585条
3.调查检测的犬数
4.感染犬数　　未送检
5.犬药物驱虫
　1月　药物驱虫犬数：　□□□□条
　2月　药物驱虫犬数：　□□□□条
　3月　药物驱虫犬数：　□□□□条
　4月　药物驱虫犬数：　10435条
　5月　药物驱虫犬数：　10585条
　6月　药物驱虫犬数：　10502条
　7月　药物驱虫犬数：　10567条
　8月　药物驱虫犬数：　10558条
　9月　药物驱虫犬数：　10541条
　10月　药物驱虫犬数：　□□□□条
　11月　药物驱虫犬数：　□□□□条
　12月　药物驱虫犬数：　□□□□条

调查人＿汪杰＿

2015年包虫病防治工作四季度报表

＿甘肃＿省＿张掖＿市（自治州）＿山丹＿县（市、区）

一、基本情况

1.防治工作的乡数　　6个
2.行政村数总数　　115个
3.包虫病流行行政村数　　77个
4.包虫病流行乡常住人口数　　145229人
5.包虫病流行行政村人口数　　31009人
6.B超检查人数　　12000人

二、人群感染和患病的调查

1.血清学检查方法和人数　　0

2.阳性人数　　0
3.影像学检查人数　　7500
4.总患病人数
　囊型　　17
　泡型　　□□□
　混合型　　□□□
　未分型　　□□□
5.药物治疗人数
　囊型　　17
　泡型　　□□□
　混合型　　□□□
　未分型　　□□□
6.发放的药物数量
　阿苯达唑片剂　　660片
　阿苯达唑乳剂　　67750 mL
7.实际服用的药物数量
　阿苯达唑片剂　　660片
　阿苯达唑乳剂　　67750 mL
8.手术治疗人数
　囊型　　0
　泡型　　□□□
　混合型　　□□□
　未分型　　□□□
9.随访结果
　治愈病人数
　有效病人数　　17
　无效病人数　　0
　死亡病人数　　□□□
　排除病人数　　□□□
　失访病人数　　□□□

三、牲畜感染情况的调查

1.抽查屠宰的牲畜种类和数量
　牛、牦牛　　□□□□头

羊　　298只
猪　　□□□□头

2.棘球蚴感染数

牛、牦牛感染数　　□□□□头
羊感染数　　0只
猪感染数　　□□□□头

四、传染源控制

1.流行乡犬总数　　10585条
2.登记管理的犬的数量　　10585条
3.调查检测的犬数
4.感染犬数　　未送检
5.犬药物驱虫

1月　药物驱虫犬数：　□□□□条
2月　药物驱虫犬数：　□□□□条
3月　药物驱虫犬数：　□□□□条
4月　药物驱虫犬数：　10435条
5月　药物驱虫犬数：　10585条
6月　药物驱虫犬数：　10502条
7月　药物驱虫犬数：　10567条
8月　药物驱虫犬数：　10558条
9月　药物驱虫犬数：　10541条
10月　药物驱虫犬数：　□□□□条
11月　药物驱虫犬数：　□□□□条
12月　药物驱虫犬数：　□□□□条

调查人　汪杰

第九节　山丹县2016年包虫病防治项目工作总结

根据《2015年中央补助地方公共卫生服务项目包虫病防治项目甘肃省实施方案》的要求，一年来在县委、县政府的领导下，在上级卫生部门的指导帮助下，在各相关部门单位的密切配合下，广大干部群众和中心工作人员的共同努力下，结合我县实际情况，完成了年初下达的各项工作任务，现总结如下：

一、组织管理

按照《2015年中央补助地方公共卫生服务项目包虫病防治项目甘肃省技术方案》要求，为切实搞好我县的包虫病项目工作，成立以主管副县长为组长，卫生和计划生育委员会主任、畜牧局局长为副组长，财政局等11个单位和各乡镇主管领导为成员的领导小组。

成立了由县疾控中心主任为组长，县畜牧局副局长、县医院院长为副组长，县畜牧局和县疾控中心专业人员为成员的技术指导小组。地方病防治办公室具体负责包虫病防治项目的人员培训、健康教育、犬驱虫药品的发放、包虫病病人的发现和确诊，药物治疗和手术救助资料的收集整理与上报。

二、项目完成情况

（一）家犬登记管理率和规范驱虫覆盖率

对全县10022只家犬登记并调查一年内驱虫情况，家犬登记管理率为94.8%，规范驱虫覆盖率为90.7%。

（二）病变脏器无害化处理情况

对我县康源清真牛羊肉食品有限责任公司进行调查，发现有动物病变脏器的无害化处理设施和记录。

（三）防治知识知晓率

以包虫病防治知识知晓率情况调查问卷形式，调查县、乡（镇）、村级干部和宗教教职人员各10人，小学生和农牧民各20人，通过问卷评分得出防治知识知晓率为91.25%。

（四）病人登记管理及规范治疗和服药情况

我县现管理的115例包虫病病人，每半年进行B超复查，病情基本稳定，服用阿苯达唑乳剂治疗的28人。病人登记管理率为93.55%，规范治疗率为82.35%，随访督促服药率为82.35%。

（五）专业知识和技能培训率

根据调查情况，疾病预防控制机构、医疗卫生单位相关防治人员的专业知识和技能培训率达96%，乡村医生防治知识培训率达94%。

三、包虫病防治项目执行情况

（一）人群包虫病查治

2016年我县共计完成了人群B超普查10352人，有阳性体征者14人，同时采集血清14份，经检验结果均为阳性。确诊病人14人，其中6人自费手术治疗。

对已确诊的9名患者给予阿苯达唑乳剂口服治疗，定期进行B超复查，无药物不良反应。采集12岁以下儿童1268人进行血清检测，其中血清检测阳性为4份，儿童血清阳性率为0.32%。

（二）传染源犬的调查和管理

全县共对10022只家犬开展了11轮犬驱虫工作，并登记管理，驱虫后的犬粪进行无害化处理。采取随机抽样的方法，采集犬粪合格样品1521份，经检验，粪抗原阳性17份，犬粪抗原阳性率为1.12%。

（三）家畜感染情况调查

在屠宰场随机抽检被屠宰的羊1000只，发现阳性6只，感染率为0.6%。

四、健康教育

对全县的5个乡镇8所小学及4个社区开展了包虫病防治健康教育课，通过健康教育课把宣传材料和包虫病防治知识手册发放到学生及居民手中，共发放宣传材料5500份、地方病防治知识册4000份，制作宣传展板5块。充分发挥“小手拉大手”的宣传效果，使宣传知识落到实处，努力提高小学生及居民对包虫病防治知识的知晓率。

以卫生院为主要业务部门，要求具体开展好此项工作，培训专业人员，并指导各村卫生室做好健康教育宣传工作，通过宣传活动的开展，让群众对包虫病有了新的认识和了解，使我们的工作取得了显著的成效。

五、存在的问题及下一步工作打算

1.项目调查任务量大、涉及的调查项目多、要求高，而实际工作中因流调人员、专业超声检查人员少，所以对项目工作的质量可能会有影响，今后需进一步加强人员培训，为搞好工作打基础。

2.包虫病防治工作是一项长期的工作，从我县调查的实际情况来看，目前的防治重点是宣传教育工作，为了能让广大人民群众自觉主动地防治包虫病，还需要加大宣传力度，进行长期不懈的宣教工作，让广大人民群众更深入地了解包虫病防治知识，更加积极主动地防治包虫病，提高生活质量。

第十节 山丹县2017年包虫病防治项目工作总结

为进一步推进全县包虫病防治工作，根据《财政部、国家卫生计生委关于提前下达2017年公共卫生服务补助资金预算指标的通知》（财社〔2016〕180号）要求，一年来在县委、县政府的领导下，在上级疾控部门的指导和帮助下，在各相关部门的密切配合下，在广大干部群众和县疾控中心工作人员的共同努力下，完成了年初下达的各项工作任务，现总结如下：

一、组织管理

按照《2017年中央补助地方公共卫生服务项目包虫病防治项目甘肃省技术方案》要求，为切实搞好我县的包虫病项目工作，成立以主管副县长为组长，卫生和计划生育委员会主任、畜牧局局长为副组长，财政局等11个单位和各乡（镇）主管领导为成员的领导小组。成立了由县疾控中心主任为组长、县畜牧兽医局副局长、县医院院长为副组长，县动物疫控中心和县疾控中心专业人员为成员的技术指导小组。疾控中心具体负责包虫病防治项目的人员培训、健康教育、犬驱虫药品的发放、包虫病病人的发现、确诊，免费药物治疗和手术救助资料的收集整理与上报。

二、项目完成情况

（一）家犬登记管理率和规范驱虫覆盖率

对全县10223只家犬进行了登记并调查半年内驱虫情况，家犬登记管理率为90%，规范驱虫覆盖率为86%。

（二）病变脏器无害化处理情况

对我县唯一集中屠宰点康源清真牛羊肉食品有限责任公司进行调查，发现有动物病变脏器的无害化处理设施和记录。

（三）防治知识知晓率

以包虫病防治知识知晓率情况调查问卷形式，调查县、乡（镇）、村级居民150人，通过问卷核心知识评分得出居民核心知识知晓率为70%。调查100名中小学生，通过问卷核心知识评分得出中小学生核心知识知晓率为89%。

（四）病人登记管理及规范治疗和服药情况

我县现管理的139例包虫病病人（其中50人手术，5人死亡），每半年进行B超复查，病情基本稳定，服用阿苯达唑乳剂治疗的38人。病人登记管理率为91.44%，规范治疗率为76.9%，随访督促服药率为79.48%。

（五）专业知识和技能培训率

对全县各医院包虫病专业防治人员进行集中培训，包虫病防治人员专业知识和技能培训率为91.45%，专业人员技能合格率为91.2%；对8个乡镇的村医及公共卫生科人员开展面对面的培训，乡村医生防治知识培训率达90.18%。

三、包虫病防治项目执行情况

（一）人群包虫病查治

2017年7—12月我县共计完成了人群免费B超筛查11008人，有阳性体征者13人，同时采集血清13份，经检验结果均为阳性。通过进一步影像学诊断，确诊病人13人。目前，口服阿苯达唑乳剂治疗10人（13例病人中1人死亡，2人因肝功能异常未服药），并定期对12例病人进行B超复查，均无药物不良反应。

（二）传染源犬的调查和管理

对已建卡管理的10223只家犬开展6轮药物驱虫工作。采取随机抽样的方法，共采集犬粪样品1780份，经粪抗原检测，阳性标本8份，犬粪抗原阳性率为0.45%。

（三）家畜感染情况调查

在我县的集中屠宰场随机抽检被屠宰的羊1000只，均未发现带囊脏器。

（四）健康教育

1.健康教育材料制作

设计制作相关病种的健康教育传播资料（共制作宣传地方性防治基本知识健康教育手册5000册，预防包虫病防治知识折页5000册，宣传画5000张，宣传单20000张，展板5个，标语15条，宣传毛巾2000条，抽纸4000盒，书包50个，文具盒50个等）。

2.活动形式

多措并举从以下几个方面开展了健康教育工作。

一是在全县醒目位置、公交站点、集中屠宰场等地刷写了以包虫病防治知识为内容的大型墙体标语30余条，并开展了有针对性的包虫病防治知识的健康教育，提高了群众对包虫病及其危害的知晓率，逐步培养群众健康的生产和生活方式。

二是通过手机短信、山丹县疾控中心公众平台等形式每月定期宣传包虫病防治知识。

三是在人员密集的广场，利用电子屏播放包虫病及其危害的科普片，提高广大群众对包虫病知识的普及率。

四是根据健康教育促进活动实施方案的要求，在全县的部分中、小学开展了上一堂健康教育课活动，通过现场互动、有奖问答、“小手拉大手”的形式，形成“老师-学生-家长-社会”为主题的包虫病防治健康教育机制，利用学生容易理解记忆、传播面广的特点，把包虫病防治知识和国家政策辐射到整个社会，起到预防疾病、从身边做起的良好宣传效果。

五是对全县的医务人员、防疫专干及乡村医生进行了系统的包虫病防治知识的培训，通过他们把更多的防治知识传播到广大群众中，培训会后发放培训试卷，并把此成绩作为年终考核的指标之一。

六是在长城社区、文化街社区、红寺湖村进行了大型的健康教育巡讲活动，提高了社区居民及村民对包虫病防治知识的知晓率。

七是借“科普知识进万家”“快乐老乡”等大型宣传活动周之际，在李桥、陈户等乡（镇）开展了包虫病防治知识的宣传活动，发放地方病防治宣传册页2000余份、包虫病防治宣传毛巾500多条、宣传抽纸600盒，极大地提高了人民群众对包虫病防治知识的普及率。

四、存在的问题

1.B超筛查工作的进展速度较慢，因我县外出打工人员较多，筛查人群出现年龄组偏移，中青年人群筛查比例较低。

2.由于病人手术后外出打工，病人规范服药率低，失访病人较多。

3.犬药投放不及时，犬数量发现存在失真，流浪狗及无主犬数量增多，犬投药无法普及。

五、下一步工作打算

包虫病防治工作是一项长期的工作，从我县调查的实际情况来看，目前的防治重点是宣传教育工作，为了能让广大人民群众自觉主动地防治包虫病，还需要加大宣传力度，进行长期不懈的宣教工作，让广大人民群众更深入地了解包虫病防治知识，更加积极主动地防治包虫病，提高生活质量。

第十一节　山丹县包虫病健康教育工作总结

为贯彻落实市卫计委等9部门《关于加强“十三五”全市健康促进与教育工作的实施意见》（张卫计发〔2017〕143号）精神，继续做好全县健康促进与教育工作，提高全县居民健康素养水平，根据市卫计委《2017健康素养促进行动项目张掖市实施方案》要求（张卫计发〔2017〕141号），我县制定了《2017山丹县健康素养促进行动项目实施方案》，我中心按期完成了项目各项工作任务，现将项目实施情况总结如下：

一、项目目的

在全县各乡镇开展多种形式的健康教育，提高包虫病流行区农牧民群众对包虫病及其危害的知晓率，达到《2012年地方病防治项目技术方案》和《地方病健康教育项目管理方案》要求，普及包虫病防治知识，增强流行区人群的防病意识，促进不良生活行为和习惯的改变，使居民健康教育的覆盖率达到95%以上。

二、项目范围和内容

（一）项目范围

全县的8个乡镇、部分社区及学校。

（二）项目内容

1.针对包虫病流行区开展健康教育

在全县的8个乡镇、部分社区及学校举办专题讲座。

2.健康教育材料制作

我中心设计制作相关病种的健康教育传播资料（共制作宣传地方性防治基本知识健康教育手册5000册，预防包虫病防治知识折页5000册，宣传画5000张，宣传单20000张，展板5个，标语15条，宣传毛巾2000条，抽纸2000盒，书包50个，文具盒50个等）。

3.活动形式

我中心从以下几个方面开展了健康教育工作。

一是在全县醒目位置、公交站点、集中屠宰场等地刷写了以包虫病防治知识为内容的大型墙体标语30余条，并开展了有针对性的包虫病防治健康教育，提高了群众对包虫病及其危害的知晓率，逐步培养群众健康的生产和生活方式。

二是通过手机短信、山丹县疾控中心公众平台等形式每月定期宣传包虫病防治知识。

三是在人员密集的广场，利用电子屏播放包虫病及其危害的科普片，提高广大群众对包虫病知识的普及率。

四是根据健康教育促进活动实施方案的要求，在全县的部分中、小学开展了上一堂健康教育课活动，通过现场互动、有奖问答、“小手拉大手”的形式，形成“老师-学生-家长-社会”为主题的包虫病防治健康教育机制，利用学生容易理解记忆、传播面广的特点，把包虫病防治知识和国家政策辐射到整个社会，起到预防疾病、从身边做起的良好宣传效果。

五是对全县的医务人员、防疫专干及乡村医生进行了系统的包虫病防治知识的培训，通过他们把更多的防治知识传播到广大群众中，培训会后发放培训试卷，并把此成绩将作为年终考核的指标之一。

六是在长城社区、文化街社区、红寺湖村进行了大型的健康教育巡讲活动，提高了社区居民及村民对包虫病防治知识的知晓率。

七是借“科普知识进万家”“快乐老乡”等大型宣传活动周之际，在李桥、陈户等乡（镇）开展了包虫病防治知识的宣传活动，发放地方病防治宣传册页2000余份，包虫病防治宣传毛巾500多条，宣传抽纸600盒，极大地提高了人民群众对包虫病防治知识的普及率。

三、建立项目管理档案

我中心详尽收集、整理项目活动相关资料，系统、规范地装订成册并制作书籍。书籍内容包括：项目经费管理与使用、培训组织、基线调查、项目实施现场资料、健康教育、督导验收等与项目有关的文件和资料，以书面形式和电子版形式建档、存档。

山丹县人民政府地方病防治领导小组办公室

山丹县疾病预防控制中心

第六章　科研工作

山丹县人体包虫病（棘球蚴病）现状调查与分析

(The investigation and anaoysis of the stafus of the hunlan hgdatid disease in shandan county)

杨精锐[1]　尹子鑫[2]

【摘要】

目的：了解山丹县人体包虫病（棘球蚴病）流行现状，分析流行发展的主要影响因素，为制定科学的防治措施提供依据。

方法：按《全国人体重要寄生虫病现状调查方案》要求，在全县有包虫病流行的8个乡镇和4个军马场随机抽样，进行ELISA血清抗体检测、B超检查和问卷调查。

结果：山丹县8个主要流行乡（镇）和4个军马场人体包虫病患病率为1.05％，血清学检查阳性率为12.04％；军马一场、军马四场、马营、陈户、老军5个乡镇（牧场）查出囊型包虫病和泡型包虫病病例，李桥、霍城、位奇、清泉仅查出囊型包虫病病例，东乐未查出包虫病病人。军马一场人群患病率最高(2.76%)，其次为军马四场（2.33%）、马营（1.91%）、陈户（1.44%）、老军(1.36%)。女性血清学阳性率为13.54%，患病率为1.30%，均高于男性（分别为9.93%、0.92%)。血清阳性率和患病率随年龄增长而上升，以40～65岁年龄段为患病高峰期。B超检查以家庭妇女、牧民、半农半牧者包虫病患病率较高，分别为1.45%、1.42%和1.39%；农民中患者所占比例为47.75%（85/178)。在社会经济文化因素中，文化程度的提高和较高经济收入与包虫病的感染和患病率呈负相关；从事畜牧业生产的人群包虫病患病率较高。

结论：本次调查结果表明山丹县部分人群中包虫病的感染和流行仍较为严重，特别是在经济相对落后的牧区和半农半牧区，应加大对该病的预防控制力度。

Objective: to understand the Shandan County human echinococcosis You granulosus (disease), this paper analyzes the development of popular fashion, the main factors influencing the prevention measures for making scientific.

Methods: according to “The national human important parasitic disease situation investigation plan”, in the county has echinococcosis popular eight towns and four JunMa Chang random sampling, ELISA serum antibodies detection B ultrasonic examination and questionnaire.

Results: Shandan County eight main popular township (town) and 4 Junma Chang human echinococcosis prevalence and positive serological examination for 12.04%, Charger needed a Maying Chenhu door old four townships (5 army and find pasture) capsule type foam cases, Liqiao Huocheng echinococcosis only found a strange spring cyst, east joy without echinococcosis found echinococcosis patients. The highest prealence charger needed a crowd (2.76%), followed by four games (2.33%) Maying (development) home (nc) old Chen (1.36%). For women, the prevalence rate of serologic 13.54% for 1.30%, than men (9.93% respectively, 0.92%). Positive serological prevalence and increased with age, with 40–65 years of age for illness. B ultrasonic examination with the family NongBan half shepherd echinococcosis women nomads, 1.45% respectively higher prealence 1.42% and 1.39%, Farmers in proportion to 47.75% (85∶178). In the social, economic and cultural factors, and higher levels of cultural and economic income and echinococcosis prealence was negatively correlated; The crowd in livestock production rates echinococcosis higher.

Conclusion: the results showed that ShanDanXian part of infection and popular crowd echinococcosis remains relatively serious, especially in relatively backward economy and pastoral areas, should strengthen the prevention and control of the disease.

【关键词】 棘球蚴病　包虫病　血清学阳性率　患病率现状调查

Thorn echino coccosis　hydatid disease　serological powitive rate　prevalence rata survey

棘球蚴病又称包虫病，是由棘球属绦虫的幼虫感染人或动物引起的人畜共患寄生虫病。我国有两种类型的包虫病：一种为细粒棘球绦虫幼虫引起的囊型包虫病（cystic echinococcosis，CE）；另一种为多房棘球绦虫引起的泡型包虫病（alveolar echinococcosis，AE）。经查阅山丹县10年的包虫病手术病例，结果表明，大多数为囊型包虫病病例。包虫病严重危害人体健康，阻碍当地社会经济发展。为进一步了解山丹县包虫病的流行现状，争取中央转移支付包虫病防治项目，2008年在全县部分乡镇进行了包虫病现状调查。

一、对象和方法

（一）调查点的选择

在全县8个乡镇、4个军马场各抽4个村为调查点，每点调查人数为350人，总样本量为16800人。

（二）内容及方法

1.问卷调查以调查点常住人口为调查对象，按照实施细则进行问卷调查。包虫病相关危险因素的调查内容包括：医疗状况、生产生活方式、屠宰及动物脏器的处理、犬的分布及饲养方式、居住地周围有无野犬、饮用水源、卫生状况如饭前是否洗手等。被调查者对其中任何一项问卷内容回答不明确者做空置处理。

2.患病率调查用便携式B超机对调查点人群进行腹部B超检查，对肝、胆、脾、肾和盆腔脏器等进行影像扫描，按照WHO规定的影像学诊断标准进行诊断分型，并结合血清学结果进行确诊。

3.血清学检查收集调查对象的血清标本，采用广东珠海海泰生物制药有限公司生产的ELISA试剂盒（批号070321）检测IgG抗体，操作和结果判定按说明书进行。

二、调查结果

（一）病例分布

本次调查经B超和血清学调查共确诊168例包虫病病例（表1），主要分布于12个乡镇和牧场，其中军马一场、军马四场、马营、陈户、老军5个乡镇（牧场）查出囊型包虫病和泡型包虫病病例，军马二场、军马三场、李桥、霍城、位奇、清泉仅查出囊型包虫病病例，东乐未查出包虫病病人。军马一场、大马营乡的CE与AE患病率相对比较高。其次为老军和陈户。牧业区和半农半牧区为我县包虫病的主要流行区。各地区间人体包虫病病例的分布差异有显著统计学意义（R^2=62.35，P<0.01）。

（二）患病率和血清阳性率

1.地区分布

用ELISA间接法检测12个乡镇（牧场）16800份血清，阳性率为4.35%，大马营乡、霍城、军马一场、军马二场的阳性率分别为8.85%、6.71%、5.85%、5.35%。陈户、位奇、东乐、清泉四个乡镇的血清阳性率低于3%。各乡镇间人体包虫病血清阳性率差异有高度统计学意义（R^2=28.62，P<0.01）。

12个乡镇（牧场）包虫病的患病率平均为1.05%，以大马营乡的患病率最高（4.21%），其次为陈户乡（1.92%）、老军乡（1.57%）、李桥乡（0.92%）。东乐乡未检出感染者。各地区间患病率差异有显著统计学意义（R^2=121.36，P<0.01）。

表1　12个乡镇（牧场）人群两型包虫病病例分布

乡镇(牧场)	囊型包虫病(%)	泡型包虫病(%)	合　计
军马三场	12(100)	0(0)	12
军马二场	9(100)	0(0)	9
军马四场	8(88.88)	12(11.11)	9
军马一场	2(66.66)	1(33.33)	3
大马营乡	38(64.40)	21(35.59)	59
霍城镇	12(100)	0(0)	12
老军乡	16(77.72)	6(27.27)	22
陈户乡	21(77.77)	6(22.22)	27
李桥乡	13(100)	0(0)	13
位奇镇	3(100)	0(0)	3
东乐乡	0(0)	0(0)	0
清泉镇	9(100)	0(0)	9
合　计	143(80.33)		178

注：括号内为百分比。

表2　各地区人群包虫病血清阳性率和患病率

乡镇(牧场)	ELISA			B超		
	检查人数	阳性例数	阳性率(%)	检查人数	确诊例数	患病率(%)
军马一场	1400	82	5.85	1400	3	0.21
军马二场	1400	75	5.35	1400	9	0.64
军马三场	1400	69	4.92	1400	12	0.85
军马四场	1400	64	4.57	1400	9	0.64
大马营乡	1400	124	8.85	1400	59	4.21
霍城镇	1400	94	6.71	1400	12	0.85

续表2

乡镇(牧场)	ELISA			B超		
	检查人数	阳性例数	阳性率(%)	检查人数	确诊例数	患病率(%)
老军乡	1400	53	3.78	1400	22	1.57
陈户乡	1400	38	2.71	1400	27	1.92
李桥乡	1400	48	3.42	1400	13	0.92
位奇镇	1400	40	2.85	1400	3	0.21
东乐乡	1400	17	1.21	1400	0	0
清泉镇	1400	27	1.92	1400	9	0.64
合　计	16800	731	4.35	16800	178	1.05

2.性别分布

不同性别间血清阳性率差异有高度统计学意义（R^2=153.78，P<0.01）；以女性的阳性率较高。女性阳性率为5.54%；男性为3.16%。B超检查女性9880人，确诊包虫病患者108例，患病率为1.09%；男性6920人，确诊包虫病患者70例，患病率为1.01%；女性患病率显著高于男性（R^2=16.76，P<0.01）。

3.年龄分布

人群血清阳性率随年龄增长而上升，最高为70～79岁年龄组（8.67%）。其次为50～59岁年龄组（8.01%）；最低为0～9岁年龄组（2.37%），各年龄组间阳性率差异有显著统计学意义（R^2=153.11，P<0.01）。人群包虫病患病率亦随年龄增长而逐渐上升，40～65岁组为最高（2.09%），随后又平稳下降。以40～65岁年龄段为患病高峰期，0～5岁组患病率最低，仅为0.15%，不同年龄组间患病率差异有显著统计学意义（R^2=171.36，P<0.01）。

4.职业分布

表3为不同职业人群包虫病调查结果。以牧民血清阳性率最高（6.08%），其次为家庭妇女（5.50%）、半农半牧民（5.47%）、农民（4.75%）、医务工作者及教师（4.32%）、学生（1.23%）；各职业间阳性率差异有高度统计学意义（R^2=289.41，P<0.01）。B超检查包虫病患病率则以家庭妇女最高（1.45%），其次为牧民（1.42%）、半农半牧者（1.39%）、农民（1.05%）；各职业间患病率差异有显著统计学意义（R^2=392.35，P<0.01）。178例包虫病患者中有85例为农民，所占比例为47.75%。

表3　不同职业人群包虫病血清学阳性率和患病率

职　业	ELISA			B超		
	检查人数	阳性例数	阳性率（%）	检查人数	确诊例数	患病率（%）
工人农民	260	3	1.15	260		
	8050	383	4.75	8050	85	1.05
半农半牧	1078	59	5.47	1078	15	1.39
牧民	2448	149	6.08	2448	35	1.42
商人	87	1	1.14	87		
行政干部	153	2	1.30	153		
医务工作者、教师	208	9	4.32	208	2	0.96
家庭妇女	1579	87	5.50	1579	23	1.45
学生	2582	32	1.23	2582	16	0.61
其他	355	6	1.69	355	2	0.56
合计	16800	731	4.35	16800	178	1.05

5.文化程度分布

血清阳性率以文盲为最高（7.03%），其次为小学文化（5.28%），最低为大专以上者（2.54%），不同文化程度间血清阳性率的差异有显著统计学意义（R^2=163.67，P<0.01）。文盲的患病率为2.34%，小学文化程度为1.16%，不同文化程度者患病率差异有显著统计学意义（R^2=271.29，P<0.01）。

表4　不同生产类型人群包虫病血清学阳性率和患病率

生产类型	ELISA			B超		
	检查人数	阳性例数	阳性率（%）	检查人数	确诊例数	患病率（%）
农　业	856	330	4.81	7254	73	1.01
工　业	3210	173	5.38	4476	59	1.31
畜牧业	200	0	0	378	0	0
半农半牧	5784	296	5.11	4865	53	1.08

（三）流行因素

1.生产类型

将生产方式分为4种类型分析一组样本（表4），从事畜牧业生产的人群血清阳性率为5.38%，半农半牧生产者血清阳性率为5.11%。患病率也以从事畜牧业生产者最高为（1.31%），其次为半农半牧生产者（1.08%）。各生产类型人群的血清阳性率和患病率差异均有显著统计学意义（R^2分别为182.65和141.46，$P<0.01$）。

2.饮食习惯

有生食肉类习惯，饮用沟、渠水的人群，吃未洗净的食物及食前不洗手等卫生习惯的人群，血清学阳性率和患病率相对较高，与有良好卫生习惯者相比有显著统计学意义（$R^2=18.88$，$P<0.01$）。

讨论

在本次调查的11个乡镇、牧场发现了人体包虫病的病例，其中军马一场、军马四场、大马营乡、老军和陈户存在囊型包虫病和泡型包虫病的混合流行，军马二场、军马三场、霍城、老军、清泉仅发现囊型包虫病患者，而东乐在调查点未查出现患者，表明山丹县包虫病的主要流行地区仍为沿祁连山和大黄山分布的乡镇，这些乡镇的人群大多从事放牧工作，位奇、清泉、李桥地势平坦，主要以产粮为主；东乐耕地较少，村民多以交通运输业为主，没有发现包虫病感染患者。

调查点人群包虫病平均血清阳性率为4.35%；患病率为1.05%，由此推算山丹县包虫病患者约为2100人，主要分布于东部的军马场和大马营等乡镇的牧区和半农半牧区，这些地区海拔高，草场丰富，而且又是囊型包虫病和泡型包虫病混合流行区，也是山丹县的主要流行区。从两型包虫病构成比来看，囊型占80.33%，说明以囊型包虫病流行为主，这符合我国包虫病流行的生物学分布特征。

女性血清阳性率和患病率均显著高于男性。牧区家庭妇女几乎承担了全部家务劳动，包括挤牛奶及制作奶制品、做饭、捡牛粪及将牛粪饼制作成燃料、喂犬及牧畜和剪羊毛等，极易造成自身感染，这些工作方式也大大增加了家庭其他成员感染的可能性；血清阳性率和患病率随年龄增长而有升高，30～50岁年龄的人群包虫病患者占总数的52.15%。而该人群是家庭的主要劳动力，患病造成的劳动力损失和经济损失十分严重。因此，在包虫病的防治中，以针对流行区妇女和少年儿童为主的防治措施的制定和实施将有重要意义。

从事畜牧业生产的人群患病率最高（2.32%），而从事农业生产的人群患病率最低（0.36%），从事工业生产的人群没有查出包虫病患者，表明牧业人群的生产、生活方式是造成包虫病流行和传播的主要原因。

在包虫病的流行传播中，不同地区的社会因素即经济、文化、生活和生产方式、宗教习俗、饮食卫生习惯等是影响流行传播的重要因素。调查显示，在农村和城镇，血清阳性率和患病率随人均年收入的增长，呈显著性下降。但由于山丹县包虫病高发流行区大部分是目前社会经济较为落后的山区，社会发展程度和经济水平相对滞后，科学文化知识普及率较低，加之生产生活条件较落后等因素，造成了包虫病高度流行。相关因素分析表明，人群不卫生的生活习惯促进了包虫病的传播，如喝生水、吃未洗净的食物和饭前不洗手与其血清阳性率呈正相关，主要由于山区牧民住房外为牛、羊圈，犬拴养或混养于圈内外，牛、羊粪和犬粪混杂污染住房周围，家犬可进入住房卧室内，而生活中的主要燃料是受到犬粪污染的家畜粪便，因此人群存在极高的感染风险。以上所有不卫生的生活习惯，是山丹县流行区居民两型包虫病流行的重要影响因素。

综上所述，山丹县各乡镇间人群包虫病血清阳性率和患病率不同，这与各乡镇地理位置、社会发展程度、经济发展水平、文化教育程度、风俗习惯、生活习俗的不同有极大关系。提示今后在包虫病的防治工作中应结合当地实际，因地制宜地制订科学的预防控制措施。

参考文献

1. 王虎，马淑梅，曹得苹. 青海高原人群包虫病的调查研究［J］. 中国寄生虫病防治杂志，1999，7（2）：95.

2. 何多龙. 青海包虫病流行与防治［J］. 中国人兽共患病杂志，2000，16（4）：101-103.

作者单位：

1. 山丹县疾病预防控制中心

2. 山丹县卫生局

第七章　山丹县包虫病防治防控信息

中央转移支付包虫病防治项目
防控信息

第1期

山丹县地方病防治办公室编印　　　　　　　　　　　　2009年5月20日

我县召开包虫病项目
健康教育及病人发现管理培训班

自3月18日开始，我县卫生局和疾控中心在全县8个乡镇分别召开了包虫病防治项目知识培训，内容分为犬驱虫和包虫病病人的发现。会上卫生局主管副局长和疾控中心主任对犬驱虫工作和病人的发现做了进一步的安排，对采集犬粪的要求和采样管的编号进行统一的标准，解决去年在犬粪送检中出现的重号、漏号和采样表登记号与送检号不相符的问题，积极发现包虫病病人。并对今年的项目工作一一作了安排。

截至5月20日，共采集犬粪2233份，登记管理犬10507只，投放吡喹酮21014片，新发现病人6人，药物治疗病人16人，免费发放阿苯达唑片剂、乳剂。

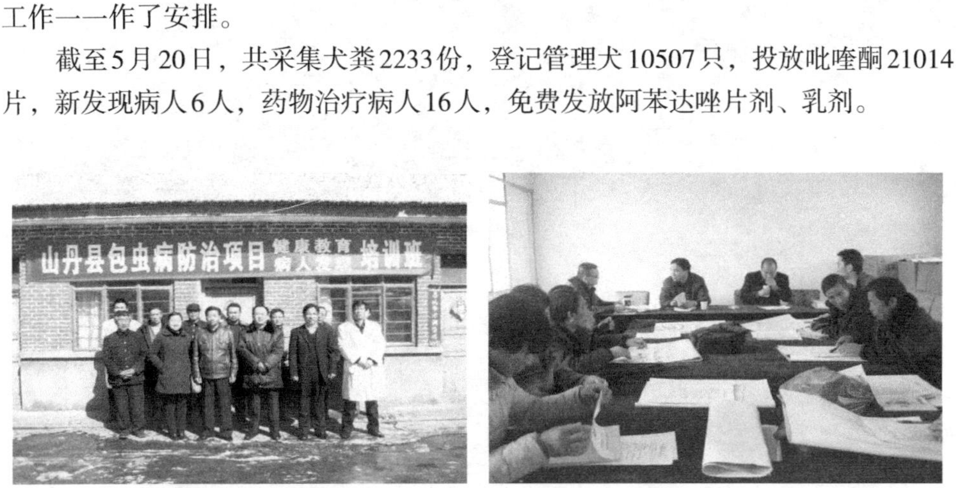

宣传照片

中央转移支付包虫病防治项目
防控信息

第2期

山丹县地方病防治办公室编印　　2010年5月26日

我县加大包虫病防治宣传工作

我县疾控中心在县城和乡镇道路边，设立宣传墙体喷图2幅，书写墙体标语6条，进一步将国家关于包虫病的政策宣传落实到实处。

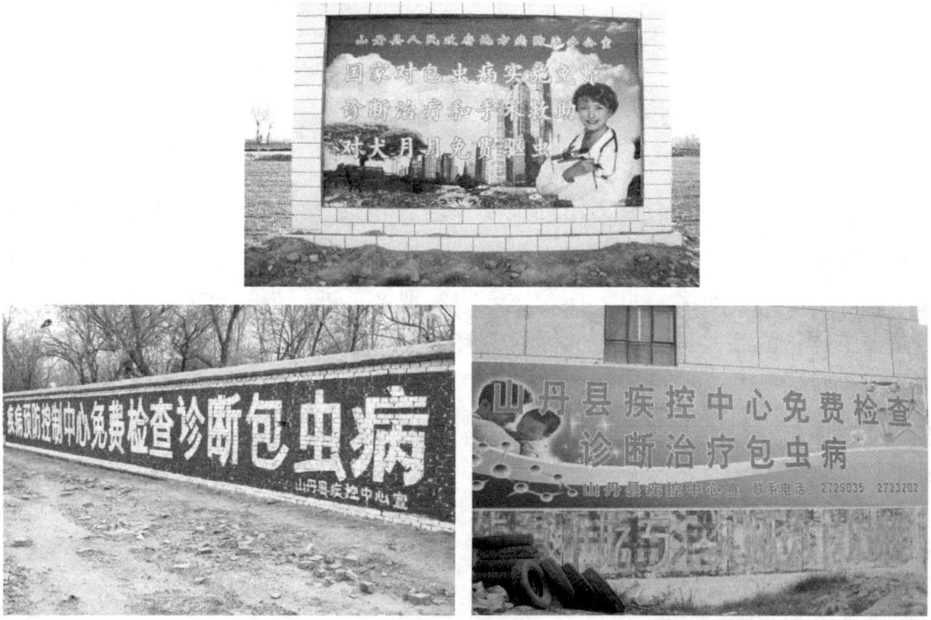
国家对包虫病实
诊断治疗和手术救助
对犬月月免费驱虫
疾病预防控制中心免费检查诊断包虫病
山丹县疾控中心宣
山丹县疾控中心免费检查
诊断治疗包虫病
山丹县疾控中心宣 联系电话：2729035 2723202

宣传照片

中央转移支付包虫病防治项目
防控信息

第3期

山丹县地方病防治办公室编印　　2011年6月3日

山丹县疾控中心加大畜间包虫病感染情况监测

自我县开展包虫病防治项目以来，疾控中心领导高度重视此项工作，6月1日开始对我县的两个集中屠宰点开展畜间包虫感染情况的调查，专业人员进入屠宰点后，与业主座谈，详细询问屠宰羊只的来源，是否通过检疫，脏器处理的方式以及是否在屠宰场养殖犬和犬的喂养方式。并与业主签订发现病变脏器应及时通知疾控中心，严禁病变脏器喂养犬的协议。目前已完成98只羊的肝、肺检查。暂时未发现阳性材料。

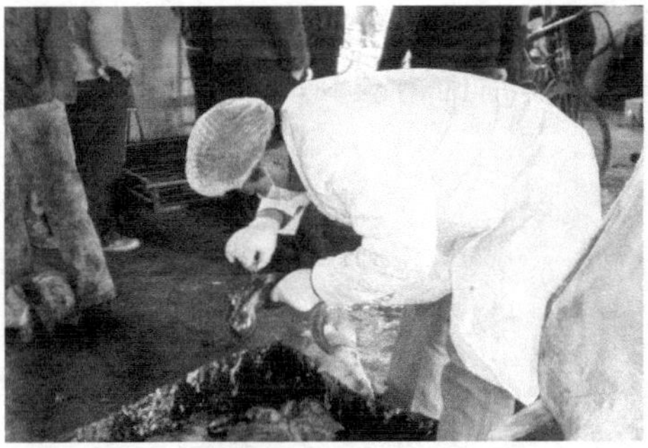

检测照片

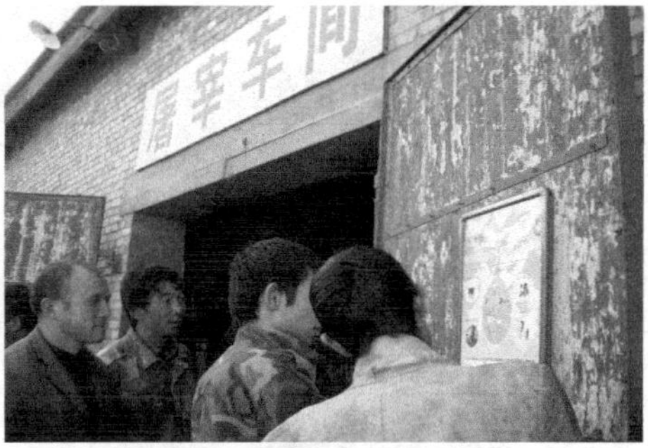

张贴宣传画

中央转移支付包虫病防治项目
防控信息

第4期

山丹县地方病防治办公室编印　　2012年3月7日

我县加大包虫病防治犬粪采集工作

为了进一步加大对我县包虫病防治工作的力度，从3月2日开始，疾控中心专业人员利用发放驱虫药品的时间，对今年的犬粪采集工作进行安排，工作人员每到一个乡镇，先发放采样用品和登记表，然后就深入到农户家中，对今年的犬驱虫工作进行督导，并对去年采样中存在的一粪多采、编号中出现的无号、重号、漏号等问题一一进行指导，并和村医实际入户进行包虫病健康教育和现场投药、采粪工作。把各项工作落到实处，为村医采样和健康教育做示范。受到农户和村医的好评。目前，我县犬粪采集工作已接近尾声。样品已经收集整理完毕，正在联系市疾控实验室送检，为我县包虫病防治工作顺利开展打下了坚实的基础。

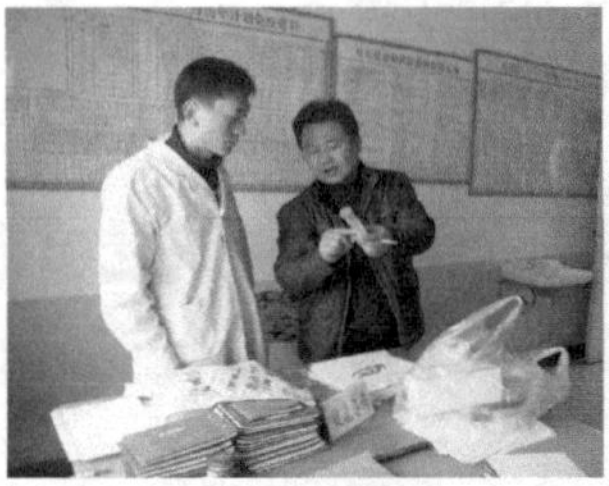
采样用品发放

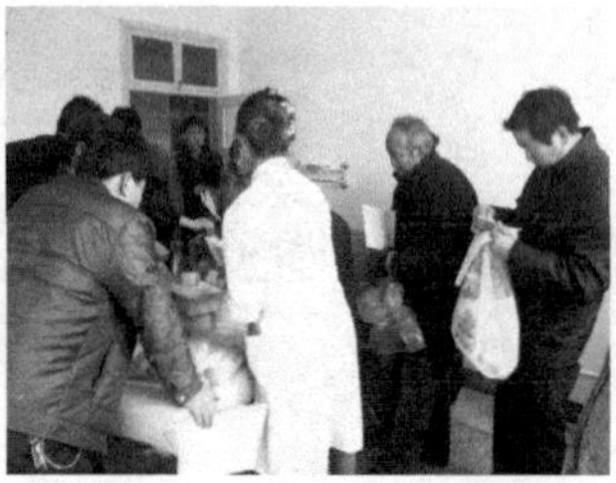
采样用品发放

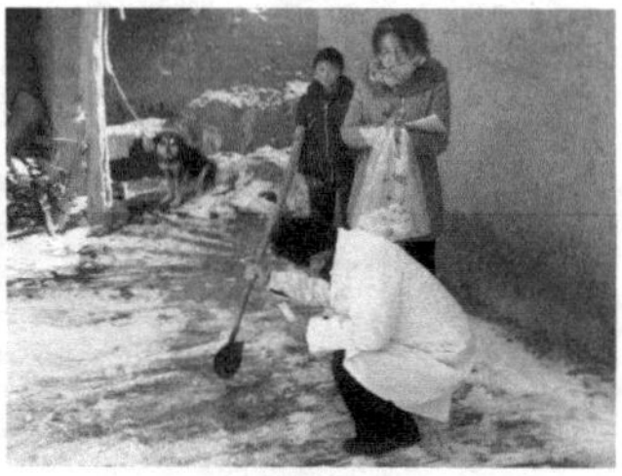
采集犬粪

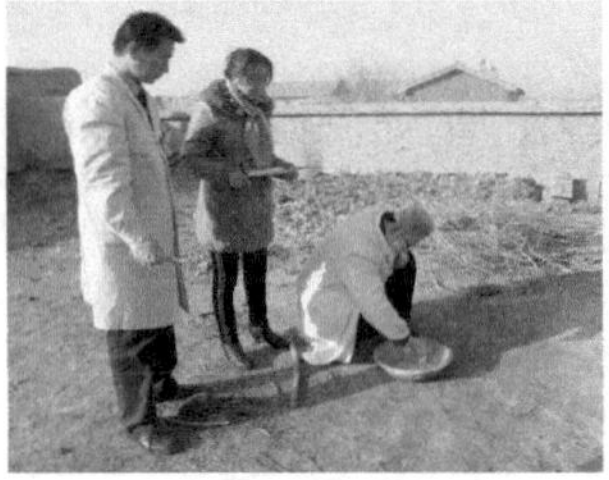
犬驱虫

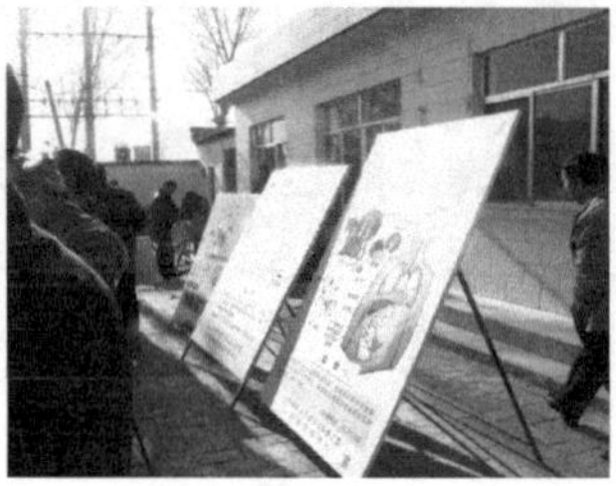
健康教育

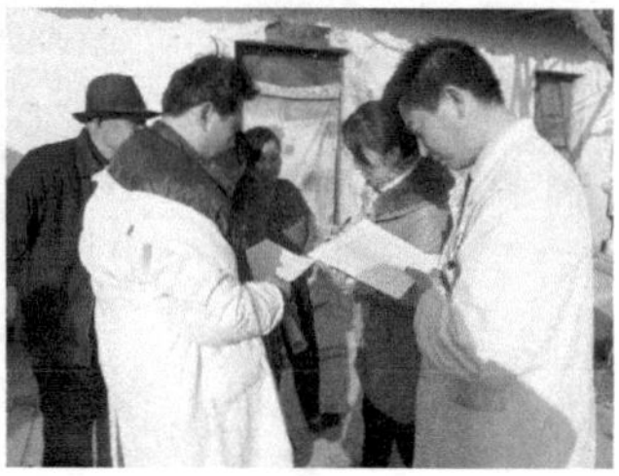
健康教育

中央转移支付包虫病防治项目
防控信息

第5期

山丹县地方病防治办公室编印　　　　　　　　　　　2013年5月31日

山丹县召开包虫病防治项目犬驱虫及病人发现管理培训班

5月29早上在疾控中心四楼会议室，由卫生局牵头，疾控中心召开了全县8个乡镇卫生院院长和防疫专干参加的犬驱虫及病人发现管理培训班。

会上疾控中心主任杨精锐对我县去年包虫病防治项目工作当中存在的问题和不足一一指出，特别对采集犬粪当中出现跳号、无号、号码与采样表号码不符、采集的样品数量不足、月驱虫报表中存在的弄虚作假和迟报现象提出批评，建议在今年的项目工作当中，特别是犬驱虫工作实事求是、杜绝弄虚作假的现象，充分利用社区建档工作积极发现包虫病病人，力争完成今年省上下达的各项项目任务。

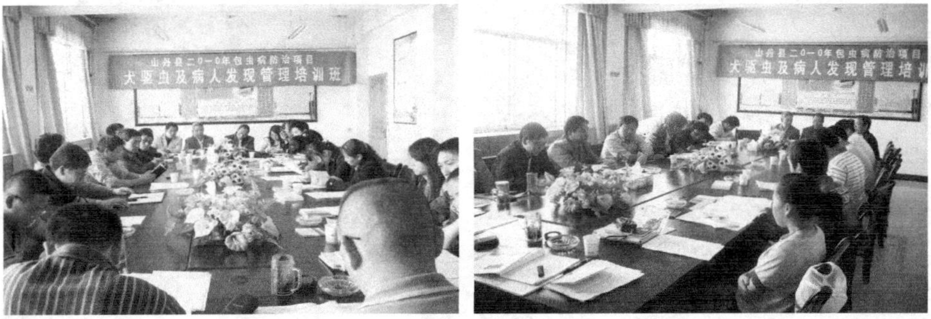

会议照片

中央转移支付包虫病防治项目
防控信息

第6期

山丹县地方病防治办公室编印　　2014年6月20日

山丹县疾控开展包虫病健康教育

为进一步加强我县包虫病健康教育工作，了解我县包虫病在儿童中的感染情况，我中心专业人员在马营乡、霍城镇、李桥乡三个包虫病病区的六所小学，开展了包虫病防治知识健康教育和血清的采集工作。

在学校，疾控中心专业人员设立了三块展板，跟学生互动健康教育信息，讲解了包虫病的传播途径和怎么预防，教育学生饭前便后要洗手，不玩狗，养好良好的生活习惯，预防疾病的发生。并将制作好的宣传画在校园的醒目位置张贴，充分利用“小手拉大手”的健康教育理念，使包虫病防治知识落到实处。

共采集了血清2008份，检测工作正在进行。

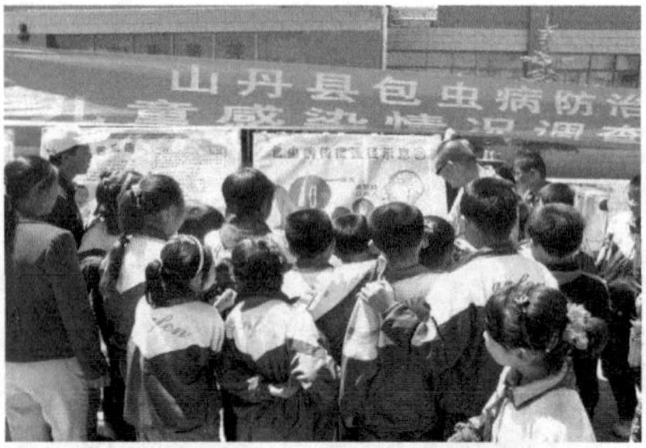

健康教育课

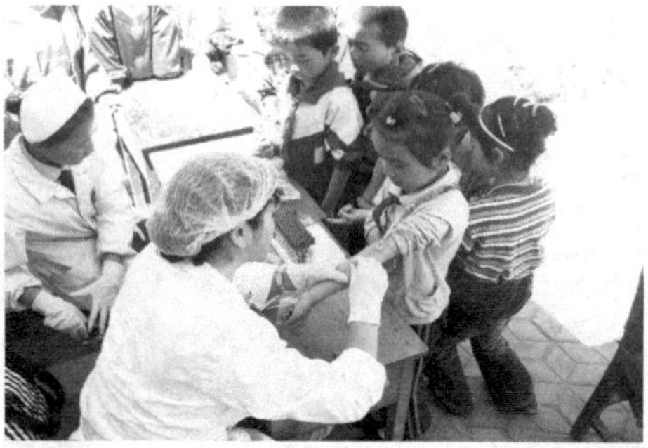

采集血清

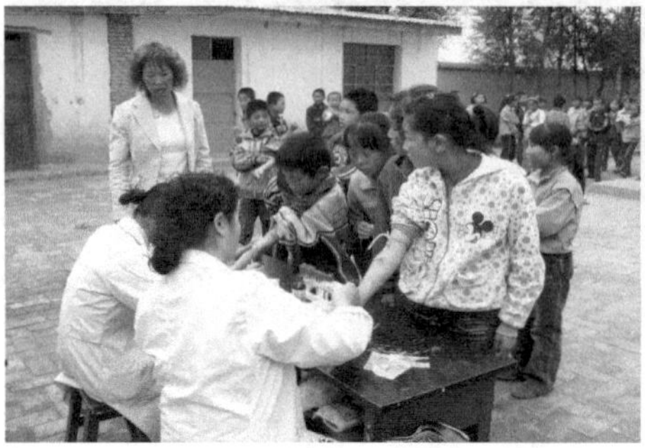

采集血清

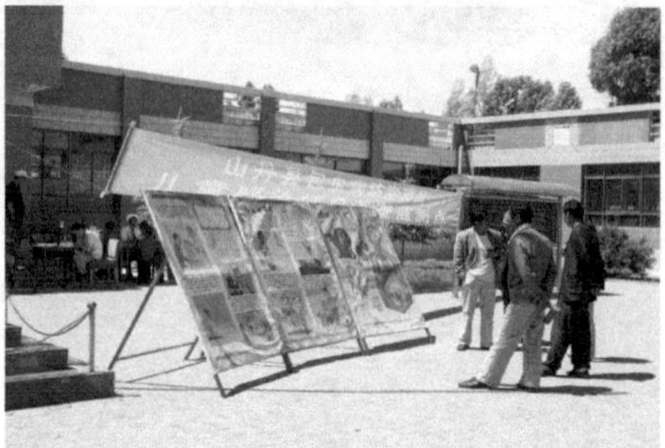

宣传现场

中央转移支付包虫病防治项目
防控信息

第7期

山丹县地方病防治办公室编印　　　　　　　　　　　　2015年8月20日

山丹县疾控中心大力开展包虫病B超人群筛查工作

今年是我县实施包虫病防治项目的第二年，为了使国家对包虫病病人的惠民政策落到实处，疾控中心领导高度重视，多次要求疾控中心从事包虫病防治的工作人员要在发现新病人上下大力气，有重点地对牧区和居住在偏远乡村的群众进行B超筛查。为了方便群众做B超，协调了一辆带车载电源的救护车，到偏远的乡村为群众免费检查，受到群众的一致好评。

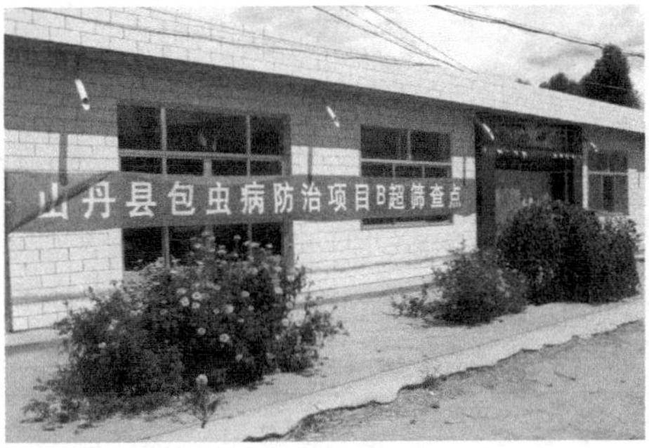

B超筛查点照片

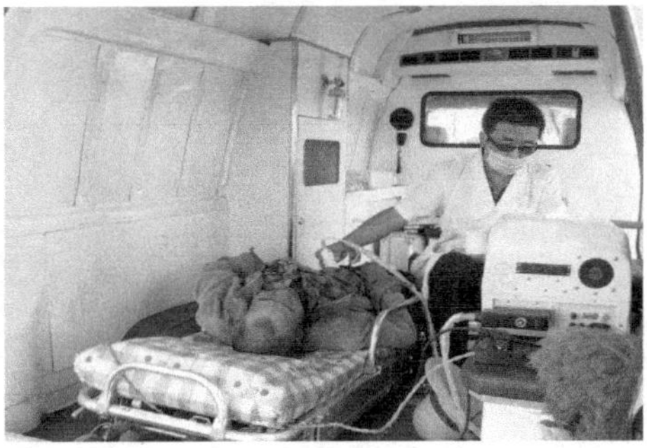

B超筛查